I0429543

ISBN-13:978-1522927983
ISBN-10:1522927980

ALZHEIMER,
Más Allá De Los Recuerdos.

Una Historia Real

de

ÁNGEL MARTÍNEZ

"

"*Los ancianos se parecen a los libros viejos, que contienen cosas excelentes, aunque estén apolillados, mohosos y mal encuadernados.*"

Dedicatoria

Gloria Bueno, por inspirarme con su vida y su ejemplo para escribir esta obra.

Doctor Mark Soloway, quien me salvo la vida, un mago de la medicina en los tiempos modernos.

Agradecimientos

El Doctor Lugo y Dra. Dayami, quienes han sido los ángeles que Dios mando a esta tierra para ayudarnos en todo el trayecto de esta terrible lucha y darle una vida digna a nuestro familiar.

Martha Fernández. Enfermera y amiga. Supervisaba los adelantos de la enfermedad en la protagonista de este Libro

Doris Medina, quien se esmeró en todos los cuidados que le dio a la protagonista de esta obra

Carmen Frade, una verdadera amiga que compartió las impotencias que presenta este mal llamado: Alzheimer

A su hija, quien dedico la vida al cuidado de quien fuera la persona mas importante para ella con un amor limpio y puro

Aivan, quien sacrifico su tiempo para cuidarla cuando se le pidió

Vidal y Lucia, que le llevaron un paquete de pan todas las semanas

Leo y Martin, que en su momento supieron darle amor a su madre Gloria

María Consuelo, que siempre llamo desde Europa para preguntar por la salud de la Viuda.

A Focus Point Senior Center, En la ciudad de Pembroke Pines, Florida el cual luego fue administrado por Easter Seal, quienes con toda su dedicación cada día aportaban muchas horas para el cuidado de muchos seres humanos que sufren de "Alzheimer"

Spike, mi perro, quien me acompañó en todo momento, mientras escribía.

"

"El arte de envejecer es el arte de conservar alguna esperanza."

André Maurois

Contenido

"

"Cuando me dicen que soy demasiado viejo para hacer una cosa, procuro hacerla enseguida."

Pablo Picasso

Introducción

El Libro nace de una historia real por el trato incondicional que le di a una persona que desarrolló la enfermedad de Alzheimer, la inolvidable Gloria Bueno Nuestro tiempo en este mundo es corto si lo medimos por lo que hacemos dentro del entorno familiar, nos pasamos lamentándonos de lo que dejamos de hacer sin poner atención a lo que estamos haciendo con nuestras decisiones, sin percatarnos que en el futuro la vida nos pasará la cuenta en el momento menos pensado.

Cuando la enfermedad de Alzheimer aparece en un miembro de nuestra familia, su vida y la de todos sus allegados más íntimos; va a cambiar sin lugar a dudas, más si usted está dispuesto a sacrificar las comodidades para brindar un poco de cuidado al ser querido.

Esta historia tiene puntos en sus relatos que deberíamos estudiar minuciosamente, porque en nuestras casas probablemente habrá una persona que esté llegando a la vejez, sin saber cómo comportarnos con ese ser que lo dio todo a cambio del amor que profesaba en ese momento para su familia.

Los viejos, es decir las personas de edad avanzada son en la mayoría de los casos tratados como basura que tomamos de un producto que nos sirvió, nos brindo sabiduría y experiencia vivida.

Hay casos críticos como los que padecen de la enfermedad de Alzheimer cuando este mal los convierte en niños. Se quejan sin saber dónde les duele porque no lo pueden expresar, porque es el dolor mismo el que les hace perder esa capacidad. Son personas que ya borraron sus mentes y se apartaron de lo cotidiano, que esperan de nosotros un trato amable y amoroso para despedirse de este mundo, muriendo en paz.

Lo que cuento en esta historia es conmovedor, histórico e instructivo para la raza humana ya que son anécdotas que ocurrieron dejando un legado para el futuro inmediato de todos los que queremos el bienestar en el final de la vida de uno de los nuestros. En algunos capítulos, el derroche de emociones llegó tan adentro de mis sentimientos, que lo más natural en mi condición era llorar hasta que el cuerpo soportara tanta impotencia de no poder entender cuáles eran las razones por la cuales este ser humano, "la viejita", tenía que actuar de manera ilógica e incomprensible para mi entendimiento.

El término "vieja" o "viejita" en nuestra comunidad se lo atribuimos en la totalidad del caso, como cariño diminutivo a una persona de mucha edad, cosa diferente en algunos países de Latinoamérica y Europa.

Mis objetivo principal al escribir este libro es que usted tome como estandarte una sola misión: "Cuidar sus viejitos o ancianos", Dios, si es que cree en un ser supremo, ellos y el planeta se lo agradecerán al final de sus días, se los garantizo.

Dedicarse a cuidar una persona mayor conlleva esfuerzo y dedicación y en algunos casos implica renunciar a otra forma de vida, es importante querer cuidar un familiar o paciente de Alzheimer pero no lo es menos saber hacerlo. Ambos elementos, el saber y el cariño puestos en el cuidado, hacen posible en ocasiones que las personas mayores aquejadas de esta enfermedad puedan permanecer en su hogar hasta sus últimos días en esta tierra.

Es de mucha importancia que el cuidador sea familiar y tenga suficientes conocimientos que le ayuden a prepararse en esta labor de cuidados al paciente, porque a lo largo del camino se ven expuestos a un buen número de emociones y sentimientos que debe manejar con mucho cuidado para que no lo afecte para el resto de su vida. Algunas de las emociones son positivas, como los sentimientos de satisfacción por contribuir al bienestar de un ser querido. Pero, las hay negativas, como la sensación de impotencia, sentimientos de culpabilidad, soledad y preocupación o tristeza.

En ocasiones los cuidadores tienen sensación de que su salud ha empeorado desde que comenzaron a cuidar a sus familiares, cosa que se ha visto en un sin número de casos de cuidadores de personas con la enfermedad de Alzheimer.

Ante esta situación tan compleja y abrumadora, algunos cuidadores se enfrentan con escasa formación e información, aplicando el poder del amor que es la fuerza que perdura en el trayecto del cuidado del paciente. Tenemos que buscar alternativas que nos permitan llevar esta carga cada vez más pesada, que en la mayoría de los casos puede afectar su estado de salud, si es el cuidador.

Es por ello que cuando a un paciente se le diagnostica la enfermedad de Alzheimer, también se está dictando un cambio de estilo de vida para sus familiares y sobre todo para su cuidador principal. La enfermedad se aferra, en la mayoría de los casos, a dos personas al mismo tiempo, paciente y cuidador. Durante el tiempo que dura la enfermedad de Alzheimer que puede ser de 10 a 14 años, el enfermo requiere de cuidados cada vez más complejos por el cual el cuidador debe ser asesorado y atendido junto con su familiar enfermo, para saber cuidarse y hacer frente a situaciones difíciles que traerá el futuro inmediato.

En la atención de un paciente con Alzheimer hay que tener mucho cuidado porque tiene unos efectos en el cuidador principal que varían de una persona a otra dependiendo de sus propios conocimientos que es la diferencia en estos casos. Esos cambios suelen tener una característica común, desgaste físico y emocional en primer orden.

Cuidar a una persona con Alzheimer es para su cuidador, un exceso de trabajo, tendrás que afrontar situaciones de tensión, manejar acontecimientos difíciles, y en muchas ocasiones, repercute negativamente en sentimientos de impotencia y culpabilidad.

Algunos cuidadores, sin darse cuenta, se van agotando en el cuidado de su familiar enfermo y terminan olvidándose de ellos mismos. Para cuidar adecuadamente es imprescindible mantener su propia salud y bienestar en todo momento.

Un enfermo de Alzheimer va a presentar un deterioro en sus capacidades derivando cambios en su comportamiento que le impedirá decidir correctamente sobre asuntos importantes que le afecten a su persona, economía o bienes. El enfermo de Alzheimer puede provocar situaciones peligrosas en la vida cotidiana, tales como dejar el gas abierto, tomar erróneamente un medicamento, derrochar el dinero, es necesario antes que suceda esto prevenir asumiendo un tutor, este tipo de trabajo debe adelantarse para que las cosas no tengan que hacerse en momentos donde el paciente ya está totalmente fuera de sus sentidos o que el enfermo no puede responder por sus actos. Esto podemos llamarle: Iniciar la incapacitación legal para que un administrador se encargue de sus bienes.

Esta primera parte en el trato que se le debe dar a un paciente con Alzheimer es de mal gusto pero en el futuro inmediato le servirá de mucha ayuda. La incapacitación de una persona se considera como una medida de protección y amparo hacia el paciente.

También deseo con esta obra motivar a los gobiernos e instituciones públicas y privadas que se ocupan del cuidado de los ancianos en general y particularmente de los que padecen esta terrible enfermedad de el Alzheimer para que sean más eficientes y justos, en el trato a los pacientes, que ya están en el final de sus días.

Como investigador Privado no pude evitar ir más allá de lo que realmente era una simple visita a laguna de las clínicas e institutos de cuidados para ancianos y pacientes de Alzheimer. Me trasladé hasta Cuba y conozco de primera mano los de mi país natal República Dominicana.

En muchos países inclusive en EE.UU., los pacientes de Alzheimer son vejados y maltratados por sus cuidadores, y de hecho es un gran negocio que en muchos casos recauda millones de dólares en detrimento de la economía tanto familiar como gubernamental. Por ello incluyo un apartado a este tema, a modo de denuncia, con el compromiso personal de ayudar a todos aquellos que necesiten denunciar o investigar más a fondo si sus familiares o amigos están siendo bien cuidados en estas instituciones.

Mi deseo finalmente es aportarles además de mi experiencia personal, una pequeña guía de qué y cómo actuar en determinados casos, y más información acerca de la enfermedad de Alzheimer, el cuidado y trato que debemos dar a nuestros seres queridos que la padecen. Recuerden que cada paciente es único y tiene sus propias necesidades pero lo que es igual para todos es la necesidad de ser comprendidos y amados.

"

En el amor no existen reglas. Podemos intentar guiarnos por un manual, controlar el corazón, tener una estrategia de comportamiento... Pero todo eso es una tontería.

Paulo Coelho

Una Historia de Amor

Una mañana escuche una fuerte discusión en la sala de espera de mi consultorio, entre la secretaria y un hombre que estaba totalmente desesperado tratando que lo dejaran pasar de primero para que el Doctor lo atendiera, violando las normas de conducta sobre el que llega primero, eran las 8:00 de la mañana y el agitado paciente seguía su escandalosa insistencia alegando que su otra cita era dentro de una hora.

El galeno intervino para aquietar al revoltoso anciano que ya estaba saliéndose de sus cabales con sus enérgicos gritos de ayuda.

-¡Tranquilo Señor!, lo atenderé en unos momentos, tome asiento por favor. Las palabras del doctor dueño de aquel consultorio aquietaron al paciente que inmediatamente tomo asiento esperando que lo atendieran como le había prometido su médico.

Pasaron unos minutos que para el anciano fueron horas, parándose nuevamente de su silla y reiniciando la pelea con la secretaria que no sabía qué hacer con aquel decrépito anciano, mirando su reloj y encendiendo la resección con palabras de casi locura, porque el tiempo pasaba y no lo atendían. Nuevamente el medico salió al pasillo pidiendo disculpas a los otros pacientes para hacer pasar al revoltoso anciano que tenía su consultorio en estado de alerta, sin necesidad aparente.

Cuando el paciente entro al cubículo donde seria atendido por su médico dijo en voz baja:

-Gracias por atenderme delante de todas esas personas, Doctor

El medico intrigado por la conducta de su paciente en la resección de su consultorio le pregunto:

-¿Con que médico tiene su otra cita?

-No tengo ninguna cita con otro medico

-No entiendo, dijo en voz alta que se le pasaría la hora de su otra cita

-Doctor mi prisa es porque tengo una cita con mi esposa, cuando llega la hora de su desayuno.

El médico levanto su mirada para enfocar los alegres ojos de aquel anciano que estaba feliz de que lo atendieran rápido para volver a indagar:

-¿Cómo está la salud de su esposa?

-Mi esposa hace unos 10 años que tiene la enfermedad de Alzheimer.

Ahora el médico quiso entender que su paciente estaba totalmente loco, aplicando la técnica de seguirle la corriente para no enfadarlo.

-¿Su esposa se enfadara si usted llega tarde?

-No es así Doctor, hace mucho tiempo mi esposa no sabe quién soy, ella no me puede reconocer, borro totalmente sus recuerdos, esa enfermedad de Alzheimer es mortal.

El medico dándose cuenta que la esposa de este paciente tenía la terrible enfermedad de Alzheimer no podía entender cuál era el punto que su desesperado paciente quería explicar por lo que pregunto:

-¿Me quiere decir que sigue yendo todas las mañanas, aun cuando sabe que ella no sabe quién es usted?

-Doctor, ella no sabe quién soy, pero yo aún se quién es ella, siento el amor más puro que pueda existir por esa mujer que solo tiene su cuerpo en este mundo.

El médico se quedó paralizado sin saber que contestar, las pupilas de sus ojos se dilataron, quería llorar, miro en todas direcciones buscando con quien compartir tan hermoso momento, al no encontrar a nadie en el cuarto de consulta donde estaban, miró fijamente a su paciente para decirle:

-Ese es el tipo de Amor que quiero en mi vida, el Amor verdadero no es físico, ni romántico, el Amor verdadero es la aceptación de todo lo que es, ha sido y será en la vida.

Quizás alguna vez escucho o leyó este pequeño relato de diferente forma, pero de eso se trata este libro, del "AMOR". El tiempo de calidad que usted pueda dar a su amigo, esposa, hijos o familiar o cualquier paciente de Alzheimer que este a su cuidado.

Nuestra historia al lado de Gloria es también una historia de amor, amor al prójimo y a la humanidad.

"

"La muerte no llega con la vejez, sino con el olvido."

Gabriel García Márquez

Gloria Bueno

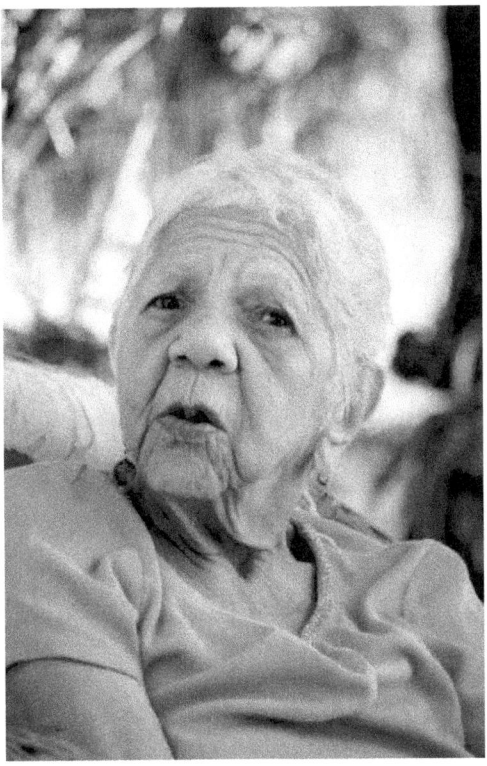

Nació en Salcedo Republica Dominicana el 8/Abril/ 1927. Fue la líder de todos sus hermanos, no tuvo grandes estudios, dedicando gran parte de su vida al difícil trabajo de embellecer las damas de su ciudad. Fue dueña del famoso salón "Gloria" en la ciudad de Santiago donde todos los fines de semana desfilaban las principales damas de la alta sociedad.

Su única teoría, la que le dio mayores logros la sacaba a relucir cuando algunas conversaciones se salían de lo casual: *"Nunca hable mal de nadie delante de mí"*, decía con mucho sentido del humor, su arma principal para tener a todos en armonía.

Fue una mujer con la alegría en su rostro, sin importar las adversidades del momento

De sus tres hijos destacaba logros maravillosos, viviendo toda su vida junto a la mujer mas inteligente del mundo como hablaba de su hija, " Gloria " quien le dio el amor mas puro que pueda existir en sus últimos días de vida, cuidando su cuerpo y fortaleciendo el espíritu que con una inexplicable sonrisa dibujada en su rostro dejo este mundo el 9/Octubre/2012

"

"El amor es un ardiente olvido de todo."

Víctor Hugo

¿Podemos evitar la enfermedad de Alzheimer?

Una de las cosas que muchas personas me cuestionaron cuando buscaba documentación para este libro fue: ¿Puede prevenirse la enfermedad de Alzheimer?

Esta pregunta es frecuente de los hijos o familiares del paciente, y es difícil responder, sobre todo si nos planteamos la posibilidad de que el Alzheimer sea parte de nuestro ciclo de vida. Se ha dicho que el uso de estrógenos en la mujer postmenopáusica normal podría retrasar el desarrollo del Alzheimer, lo mismo se ha planteado con respecto a los antinflamatorios y los antioxidantes, sin que existan conclusiones claras y definitivas sobre lo expuesto.

Hicimos referencia a la importancia de la actividad, lo que junto a la evidencia epidemiológica de que la educación disminuye el riesgo de demencia, permite suponer que si nos mantenemos intelectualmente activos podríamos prevenir el Alzheimer en alguna medida. Hay trabajos muy recientes que apuntan en este sentido.

Si estas medidas fallan, es importante hacer el diagnóstico del paciente de Alzheimer en forma precoz. Esto nos permite iniciar la terapia con mejores expectativas de rendimiento y evitar las complicaciones derivadas de los errores del paciente y de los conflictos con su familia. En el caso de las personas que asumen el diagnóstico, les permite ejercer su autonomía con respecto a las medidas a tomar en el futuro. Después, no nos queda sino haber sido previsores en lo económico y contar con el afecto de los que nos rodean para poder acompañar o guiar a nuestros pacientes por el mejor camino que podamos en esta difícil y aterradora enfermedad llamada Alzheimer.

Alertas en un paciente de Alzheimer

Una información adecuada ayudará a una mejor comprensión del problema. Los 10 signos de alarma en un paciente que esté desarrollando Alzheimer. El motivo de su visita al médico suele ser pérdida de memoria. No recuerda donde dejo las llaves del auto, olvida citas de importancia, deja el grifo del agua abiertas, el refrigerador abierto, no recuerda la persona que acaba de conocer y otras cosas de menor importancia. Lo siguiente son puntos a tomar en cuenta:

A) Pérdida de memoria que afecte su capacidad en el trabajo

B) Perdida de iniciativa.

C) Cambio en las perspectivas.

D) Cambio del humor.

E) Algunas cosas colocadas en lugares erróneos.

F) Problemas con el pensamiento.

G) Juicio pobre.

H) Desorientación del tiempo y lugar.

I) Problemas con el lenguaje.

J) Dificultad para hacer tareas familiares entre ellas cocinar.

Otros de los acontecimientos que pueden ser una alerta en el comportamiento de una persona que este próximo a obtener o desarrollar la enfermedad de Alzheimer pueden ser:

1) Dificultad para vestirse.

2) No bañarse.

3) Dormir mal.

4) Manejo errático de su auto.

5) Orinarse en la cama.

6) Caminar con lentitud.

7) Defecar en lugares inapropiados.

8) Neumonía.

9) Problemas cuando se levanta del asiento con su estabilidad.

10) Problemas de comunicación.

La frecuencia de la demencia senil es considerable y tiene grandes costos para la sociedad en cuidados de enfermería, médicos, y por supuesto, en sufrimiento humano. Por esta razón hay un considerable interés en la posibilidad de aliviar los efectos de la demencia. De hecho, se han obtenido resultados muy positivos a la hora de aplicar técnicas de ejercitación de la memoria con el fin de retrasar los síntomas. Esta es una de las razones por la que se está recetando, vitamina, "E" con "1.000" miligramos, dos veces al día en algunos casos.

El motivo de su visita al médico suele ser pérdida de memoria en la mayoría de los casos cuando se descubre la enfermedad de Alzheimer.

Los primeros síntomas

Mi experiencia con esta enfermedad de Alzheimer se desarrolló una mañana cuando el invierno hacia sus estragos en una nevada de 8 pulgadas en la ciudad de New York, Estados Unidos, desperté de una inconciencia que jamás pensé podría pasar en el entorno familiar de la anciana que estaba bajo mi cuidando. Continuaba cayendo nieve como si el mundo sería sepultado de esa capa blanca, me sorprendí cuando Gloria la anciana de la casa, con unos 61 años, llamaba al Señor Antonio. Mire en todas direcciones sin ver donde estaba el hombre que ella insistía debía ir a ayudarle con un paquete de ropa sucia que había que mover hacia la maquina lavadora de ropa.

-¿Dónde está Antonio?

Pregunte, intrigado por la actitud de Gloria, llamando una persona que no estaba junto a nosotros.

-¡Que!

-¿Dijiste algo sobre un tal Antonio?

-¿De qué Antonio hablas?

-Tú llamaste un Señor Antonio

-¡Te estás volviendo loco!

No conteste por temor a que verdaderamente quedara en ridículo ya que era posible que yo estuviera equivocado y el que se estuviera volviendo loco era otro, esta situación me preocupo fuertemente.

Les tengo un gran respeto a las personas mayores y por naturaleza siempre creo que ellos, los viejos, tienen la verdad en sus palabras por los años de ventajas en conocimientos que nos llevan a nosotros los que estamos por detrás de lo que ellos ya pasaron.

Ese hecho fue olvidado pero al día siguiente fuimos al supermercado a hacer la compra de la semana, acabamos de llegar del establecimiento con el abastecimiento de lo necesario, pero ella me alerto con una intervención un poco rara:

-Aquí no hay de nada.

Conteste un poco molesto

-Llegamos del supermercado donde se compró lo necesario.

-Sí, pero aquí no hay que brindar si llega una visita, esta casa cada día está peor.

Las alertas me desconcertaban pero nunca pensé que esta mujer, que conocía por varios años, estaba desarrollando una terrible enfermedad.

Tenía la intención de mudarme al Estado de Florida donde en unas cortas vacaciones pude apreciar lo hermoso del paisaje de aquella ciudad en los estados Unidos. Miami Florida, es una de las ciudades más encantadoras para vivir, en la que el clima es maravilloso en todas las estaciones del año, con un sol brillante que junto a la vegetación hacen de este territorio un lugar excesivamente agradable para residir.

Fue en unos de esos días en los cuales solía salir a dar vueltas por la ciudad en el automóvil cuando ella me dejo estupefacto al hacer comentarios negativos y pesimistas:

-¡Que día más feo!

-¿Por qué hablas así?

Contestaba totalmente desorientado de aquella actitud, porque ella continuaba con sus comentarios enfermos productos de su degeneración mental cuando seguía diciendo:

-Me quisiera morir.

Con esta nueva insinuación yo explotaba de ira, esta anciana me acaba de dañar el día y el paseo, cambiando mi temperamento hacia una situación de malestar que era transmitido por el pesimismo insistente que derrochaban sus palabras. Me sacaba de control cuando decía:

-¡Dios!, ¿Qué hice para merecer esto?, ¿Por qué dice cosas tan negativas?

Tomaba muy en cuenta que todo funcionaba bien hasta que la vieja decía desde el asiento trasero del auto:

-¡Abriré la puerta y me tirare de este maldito automóvil!

La impotencia me consumía, sofocando todo mi cuerpo, tenía que poner el seguro a las puertas, la presión me subía, me quería morir, me subía un agrio por la garganta que desarrollaba un deseo inmenso de vomitar, estaba desesperado, me estaba volviendo loco, esta situación destrozaba mi estabilidad mas de lo que yo podría imaginar.

El sol estaba radiante con una brisa suave y temperatura ambiental, pero para ella el día era horrible, cosa que incomodaba a todos por tener una persona tan inoportuna y pesimista junto al grupo.

En una ocasión tenia que hacer su visita para chequeo de rutina a su medico, me pare luego de salir del consultorio para almorzar en un restaurante del área en donde en ese momento estábamos, dulcemente le pregunte:

-¿Gloria que quiere comer?

-No comeré nada.

-Dijimos que saldríamos a un restaurante, ¿porque no pides algo?

-Esta comida es muy mala, es pura mierda.

-Tú nunca has visitado este sitio.

-Sí, pero seguro la comida es malísima.

Estas actitudes molestan hasta el más paciente de los mortales. Una persona que desarrolle un ambiente de esta naturaleza es un verdadero problema, pues al desconocer por qué esta anciana actuaba en esta forma me ocasionaba impotencia e intranquilidad pues no podía hacer nada para tratar de cambiar su estado de animo en aquel momento sin saber que lo que estaba ocurriendo era el comienzo de esa fatal enfermedad llamada Alzheimer.

Soy un amante de las cosas viejas: libros, radios, autos, armas, y personas, porque si ellos pudieron pasar por donde yo nunca he estado, seria fascinante ver como lograron esa proeza. Los libros viejos como las personas mayores son un caudal de conocimientos, el primero dentro de sus páginas y el segundo por los conocimientos almacenados dentro del largo caminar por los senderos de la vida. Los seres humanos adquirimos conocimientos que superan las enseñanzas de cualquier Universidad de las más prestigiosas del momento.

Esta anciana, "Gloria", cuando la conocí era una persona alegre, con buen carácter, todo lo veía desde una óptica diferente a las mujeres de su entorno, no le gustaba el chisme ya que lo echaba a un lado, cambiando de tema cuando se está hablando de algo que dañe a otras personas.

Ella en sus buenos tiempos era una trabajadora incansable, nunca se estaba quieta dentro de la cocina, no podía entender como se la ingeniaba para siempre encontrar algo que hacer, como si nunca acabara, buscando siempre algo donde ocupar su tiempo.

Le encantaba cocinar, por lo que en diversas ocasiones preparaba platillos suculentos que dejaban a cualquiera más que satisfecho si se sentaban frente a una mesa donde ella fuera la protagonista del evento culinario.

Esta señora "Mi suegra" en sus años de mediana edad cuidaba de su nieto, el cual le daba mas atención que la propia madre, ella lo bañaba, le daba de comer, siempre estaba atenta por si el niño se le ocurría alguna travesura.

Era agradable llegar a la casa después de un día largo en las calles de New York pasando frio y arriesgándome a que se me partiera el trasero por la cantidad de nieve que tenia que palear, pero al caer la tarde cuando llegaba a la casa era como un premio, encontrar comida caliente recién hecha, ropa limpia y todo en la casa estaba en su lugar.

Este ser humano se quedaba el día entero encerrada entre cuatro paredes sin reclamar por lo que hacía, esa era una de las cualidades por la que soportaba todo aquella intranquilidad y desasosiego de esta mujer que desconocía totalmente porque actuaba desordenadamente sin poder entenderse cual era las razones que hoy hemos descubierto se llama Alzheimer.

Gloria era el paño de lágrimas para muchas de sus amistades y familiares como se dice en las calles, en ocasiones cuando ella veía a alguien pelear con su esposa o esposo o cualquier particular, se escuchaba a Gloria decirles:

"Tienes que llenarte de paciencia porque la vida no es nada fácil y ese o esa que tú tienes serás muy malo o mala pero es tu malo o mala, sal a la calle y veras lo que hay, encontraras miles que quieran pasar el rato contigo pero después de este corto momento de placer te olvidaran en menos de 30 minutos".

Esa era la mujer "Gloria", que todo lo hacía y defendía por su familia y amigos íntimos, la que se estaba quedando media loca porque ya era otra persona sin control de sus actos, no tenia nada en la vida que la ayudara a salir de ese entorno, solo el amor que los demás podíamos manifestarle.

El Asilo es un lugar de muerte

Uno de los acontecimientos que marco la decisión futurista, de cuidar en casa a "Gloria", fue lo que padeció nuestro vecino José, quien estaba postrado en una silla de ruedas por causa de una enfermedad llamada atrofia muscular, enfermedad causada por trabajar para un Juez casi por 20 años en la corte de Broward en Florida, es decir por exceso de trabajo. La atrofia por desuso de los músculos ocurre por falta de ejercicio físico. En la mayoría de las personas, la atrofia muscular es causada por no utilizar los músculos lo suficiente. Las personas que tienen trabajos sedentarios, que padecen afecciones que limitan el movimiento o que tienen una disminución en los niveles de actividad pueden perder tono muscular y sufrir atrofia. Este tipo de atrofia se puede contrarrestar con el ejercicio vigoroso o una mejor nutrición.

José comenzó perdiendo fuerza en sus músculos de las piernas, el medico dictamino que no podría caminar, inmediatamente fue sustituido en el trabajo para refugiarse en su casa, junto a su esposa que lo cuido por unos meses hasta que una mañana comenzó la discusión entre marido y mujer:

-¿Mi amor te gustaría vivir en un asilo?
-¡Estás loca mujer!

-Te decía esto porque tú sabes que cuidarte es demasiado trabajo para mí.

-Busquemos dos mujeres que te ayuden, tenemos suficientes ahorros y el Estado aprobó mi "disability". El programa para personas mayores de la ciudad puede enviarte trabajadores sociales que te ayuden si es esa la situación. Solo tengo 50 años, soy un hombre lleno de vida.

Estas eran las plegarias de José nuestro vecino pero su esposa tenía otras cosas en mente cuando dijo:

-Déjame ver como hago algunas llamadas para que me ayuden con todo este trabajo que hay que hacer.

Se consiguieron dos trabajadoras domesticas que venían a la casa todos los días, bañaban a José, le preparaban la comida y en ocasiones hasta se la daban, tratando de quitarle trabajo a la dueña de la casa que se la pasaba en la computadora chateando en "Facebook". José lucia fuerte, vigoroso, con el solo hecho de que no podía caminar. Una tarde cuando llegaba a la casa viéndome pasar frente a su apartamento me llamo para hacerme algunas preguntas sobre una diligencia que necesitaba le hiciera en la ciudad.

-Quiero que me compre un "GPS".

Decía José muy contrariado por lo que estaba pasando en su casa.

-¿Para qué quiere ese aparato?

-Necesito saber qué hace mi mujer en las calles.

-¿Tienes sospecha de que ella este saliendo con otro hombre?

-Estoy seguro que algo raro está haciendo, no tiene ningún tipo de relación conmigo y se pasa horas en frente de esa computadora.

Las sospechas estaban infundada por la nueva era del comportamiento humano unido a la tecnología del momento que hace que los hogares sean foco de infidelidad y engaños por la facilidad que hay de socializar con personas desconocidas que venden promesas descabelladas a incautos que se creen todo lo que quieren escuchar. Colocamos el "GPS", en el automóvil de la mujer que era propiedad de su marido, este pequeño aparato detecta la trayectoria del vehículo desde su inicio hasta que se detiene dejando una señal en tiempo real por donde recorre las calles y tiene la especialidad de grabar todo lo que la persona dentro del auto habla, no lo que hablan con ella.

Según las conversaciones que pudimos escuchar, la mujer estaba reuniéndose en repetidas ocasiones a escondidas con un hombre que había conocido en "Facebook". La dama cometió el error de pasar a buscar a su amante, quien subió al vehículo iniciándose una conversación, la cual fue grabada por el "GPS".

-No sé cómo salir de este hombre.

Decía la esposa de José dentro de su automóvil, la conversación se extendía contestando su novio del momento:

-Envíalo a un asilo que es donde debe estar.

-Trate pero es más hábil que lo que te puedes imaginar, me puso unos cuantos pretextos que tengo que aguantármelos hasta que arregle todo los documentos pertinentes y lo saque de la casa.

-¿Resolviste lo del banco?

-Si.

-¿Cambiaste todo?

-No tiene ni un solo centavo, soy la que manejo todas las cuentas, lógico él no sabe nada.

Cuando escuchamos esta conversación de la mujer y su amante sentí una tremenda desilusión por el comportamiento humano. La Señora de la casa quería sacar a su esposo, metiéndolo en un asilo de ancianos para gozar la buena vida con su nuevo hombre, el que había conseguido en la página social de la tecnología del momento. Cuando hablamos con José, este quería morirse por la traición de su esposa, la que tenía 25 años casada con él, supuestamente, su único hombre.

José necesitaba mi ayuda, me lo pidió en varias ocasiones después de aquel acontecimiento, no sabía por dónde iniciar el ataque cuando vi en la puerta de la casa a su mujer que llegaba de su reunión con el amante de turno, inmediatamente ella dijo:

-Tengo buenas noticias, José.

-Me retiro para que puedan hablar.

Dije esto parándome inmediatamente del asiento donde estaba.

Era lo mejor que podía hacer, no quería verme en un fuego cruzado con mi persona en medio de aquella pareja de esposos.

Me despedí dejándolos solos escuchando lo que ella dijo a continuación:

-Conseguí un asilo donde te trataran muy bien.

-¡No voy para ningún asilo!

Respondió José un poco molesto:

-Tú no te gobiernas, esta gente solo me cobraran $1.500.00 dólares al mes y te atenderán como te mereces.

-¡Te dije que no viviré fuera de mi casa!

-¡Es lo mejor para los dos!

José sabía que su esposa tenía todos sus recursos, las cuentas estaban limpias, ella estaba en control de la economía familiar.

-¡Fuiste al banco y sacaste todos nuestros ahorros!

-¿Quién te dijo eso?

-¡No entiendo porque me estás haciendo esto!, ¡te has vuelto loca!

-En unos minutos llegará una ambulancia para llevarte al asilo, es todo lo que tienes que saber.

¡No iré a ningún maldito asilo!

-¡Veremos quién es que decide lo que se hará en esta casa!

-¡No voy a ningún lado!, ¡auxilio me están llevando de mi casa contra mi voluntad!, ¡Martínez, ayúdame!, ¡llamen la policía!

José comenzó a gritar pidiendo auxilio cosa que nadie pudo escuchar, ni meterse, porque los paramédicos le pusieron una inyección que lo dejo medicado. La ambulancia salió del área con su paciente en una camilla dejando el vecindario con la interrogante si era cruel la medida que esta dama de la sociedad tomo con su esposo en silla de ruedas.

El episodio fue desgarrador, los gritos de ayuda de aquel hombre todavía retumban en mis oídos pidiendo que alguien se condoliera de su desgracia, su esposa parada en la puerta de su casa tenía una risa dibujada en su rostro que me dio mucho miedo, como puede ser la crueldad del ser humano cuando busca su bienestar en situaciones de parejas.

Los humanos somos seres encantadores, amorosos y sublimes pero cuando nos empecinamos con una idea, somos capaces hasta de asesinar sin la menor contemplación, destruyéndolo todo a nuestro paso, dejándonos de importar las consecuencias que nuestros actos generen, no todos somos iguales por supuesto.

Lo único que puedo comparar con la mujer es la naturaleza, porque este ser nunca podrá compararse con el hombre, las diferencias en su comportamiento son enorme. Me gustaría ver un hombre quitarse el sujetador sin quitarse la camiseta, sangrar durante 7 días sin morirse, aguantar el equilibrio sobre unos tacones luciendo radiante, verlo ponerse un vestido bien ceñidito al cuerpo, depilarse las cejas, pintarse las uñas, parir un ser por unas de sus partes u orificios y tener aún tiempo para ocuparse de su casa y sus hijos, son unas heroínas, pero como en todas las cosas hay muy buenas y otras que son peores que el mismo veneno que se utiliza para erradicar plagas de ratas.

En los Estados Unidos el 98% de los asilos de ancianos maltratan a los viejitos, según nuestra investigación, los establecimientos están sucios, mal olientes y descuidados, sería el peor sitio donde llevar un pariente o familiar que uno verdaderamente ame.

Pasaron 3 días cuando me decidí visitar a mi amigo José en su nueva casa, "El Asilo de ancianos", desde que pise la puerta de aquel establecimiento pude sentir el mal olor a materia fecales, orines y vómitos, los viejitos estaban atendidos por cuatro mujeres que encontré hablando animadamente de la última novela que presentaban en el canal de televisión en Español, mientras los gritos se escuchaban de algunos viejitos pidiendo, agua, que lo limpiaran por estar sucios de materia fecales u orinados. En la mayoría de los casos lo que hacen estas enfermeras es darle dosis mas altas de medicamentos para mantenerlo drogados.

Es una forma de tranquilizarlos buscando que llegue la hora de ellas salir de su trabajo dejando al indefenso viejito, sucio, lleno o untado de inmundicias que le quita el deseo de vivir en la mayoría de los casos.

Pregunte por el paciente que había ido a visitar "José" indicándome una de las jóvenes que cuidaban los viejitos donde lo encontraría.

Entre al cuarto donde estaba mi amigo quedándome paralizado cuando vi aquel panorama de un hombre diferente solo con la diferencia de tres días, estaba medio dormido por toda la morfina que le ponían cada vez que pedía ayuda, su trasero o glúteos quemados por lo que estaba dentro del "pampers" o pañal que tenía puesto empapado de materia fecal y orine.

Se había orinado en la madrugada, luego evacuo creando esta situación una quemazón en su piel que era preferible morir antes que aguantar el ardor y sufrimiento de aquellas quemadas.

Comencé a exigirle a las jóvenes que lo atendían, porque el paciente se encontraba en esas condiciones si solo tenía tres días en su centro de asilo.

Ellas se defendieron diciéndome que eso era natural en los viejitos cuando hacían sus necesidades fisiológicas sin poder ir al baño. Espere dos horas hasta que mi amigo comenzó a despertar de todas las drogas que le habían puesto para mantenerlo medio dormido, abrió los ojos y dijo:

-Si me dejas aquí estoy muerto.

-No te morirás, hablare con la administradora de este centro para que te den unas atenciones de primera.

- Estoy muerto amigo, solo quiero que digas cuando este en la funeraria algunas palabras ante mi cuerpo.

-No seas pesimista, hombre.

-Prométeme que estarás en la funeraria.

-Lo prometo si mueres primero que yo.

-Adiós amigo, nos vemos en la otra vida, porque esta termino para mi.

Ese es el sentimiento que invade estas criaturas en sus últimos días de vida cuando son llevados a algún asilo disque para que los cuiden. Me marche del aquel siniestro lugar con la esperanza de que mi amigo no muriera destrozado por el mal trato que le dan a los seres humanos en aquellos sitios que están supuestamente para cuidar nuestros ancianos. No valieron mis suplicas pidiendo que volvieran a traer a José para su hogar, ya que su esposa estaba dándose la gran vida con su amante en su nueva casa la que había alquilado 30 días después de mi amigo estar interno en el centro donde supuestamente lo cuidaban.

José murió por una obstrucción intestinal 90 días después que fue sacado de su casa, su cuerpo tenia yagas en los brazos, quemaduras en su trasero y una deformación en su cuerpo que parecía un hombre sacado de la peor cárcel, donde maltratan a los prisioneros antes de que mueran.

El cuerpo fue llevado a una funeraria donde se aparecieron unos 35 familiares vestidos como si fueran para una fiesta.

Su esposa con el traje negro que se colocan las viudas, se me acerco para decirme si quería decir algo ante el cuerpo, ya que sus hermanos hablarían sobre la incineración que realizaría unas horas después de aquel velorio. Querían desaparecer el cuerpo lo antes posible, borrándolo del planeta, convirtiéndolo en polvo para que le molestara menos. Tome la palabra frente al cuerpo como lo había prometido a mi amigo, para decir:

-Hable con este hombre unos días antes de morir, me dijo que iba en paz, y que les dijera a todos los que vinieran a este funeral algo de lo que estaba totalmente seguro, "muy pronto estarán en las misma situación", morirán, él quería que esto no lo olvidaran.

Me senté, las personas presentes se quedaron esperando que continuara mi presentación, cosa que no sucedería, porque hablaría únicamente lo necesario para que los presentes se dieran cuenta que morir estaba en sus planes, si no lo tenían previsto. Mi amigo le envió un mensaje que todos olvidamos sin darnos cuenta, que morir es parte del proceso de vivir en este planeta.

Le conté esta historia a Gloria unos días después de aquella muerte del amigo que su mujer lo envió donde está el infierno de nuestra sociedad para que despertara y se diera cuenta que envejecer sin familia era sufrir los rigores de la soledad y el abandono en uno de esos asilos de ancianos. Ella se sintió muy contrariada porque sabía que su memoria la estaba perdiendo, estaba consciente de esta situación, por que me dijo:

-Quiero que te comprometas a una promesa de que jamás me enviaras fuera de la casa con el pretexto de que me cuiden.

-Mientras vivas estaré a tu lado, eso es más que una promesa.

Gloria me miró fijamente por unos segundos, no sé qué buscaba en mis ojos, creo que quería asegurarse que estaba diciendo la verdad, comenzó a comprender que si la enviábamos a un asilo el sufrimiento que se pasa en estos sitios es peor que caer en las profundidades del infierno. Ella siguió hablando diciendo:

-Estoy segura que todos me cuidaran.

-Con una condición.

-¿Me quieres chantajear?

-No

¿Qué quieres?

-El premio de la lotería cuando mueras.

-¡Estás loco!

-Es en serio, si muero primero yo te daré el premio, si es lo contrario tú me darás los números del premio ganador.

-Trato hecho, ninguno iremos a un asilo, mientras vivamos, tú me cuidaras a mi o yo a ti.

-Ja ja ja

-Voy en desventaja, porque tú tienes casi 62 años, ya comienza a hablar disparate, creo que te estás volviendo media loca.

-En ese caso tendrás más beneficios que yo, porque te haré millonario cuando muera y te de los números del premio mayor o "Loto" como llaman estos americanos.

-Ja ja ja ..

Comenzamos a reír desenfrenadamente, todos los presentes en la casa vinieron intrigado por saber cuál era el chiste que después de comentárselo también se rieron acusándonos de que estábamos locos de remate.

"

"El verdadero odio es el desinterés, y el asesinato perfecto es el olvido."

Georges Bernanos

El Alzheimer ya está en casa

Pasaron los años y comencé a darme cuenta que Gloria estaba totalmente loca. Todo estaba mal, si la llevábamos a un restaurante lo primero que decía era que el lugar era feo, la comida mala y los sirvientes mal educados, nunca encontraba nada bueno, todo era un desastre. Esta actitud me enfurecía, en ocasiones perdía los estribos y les contradecía sus opiniones sin todavía querer aceptar o darme cuenta que ya estaba en el camino de la enfermedad mortal llamada Alzheimer o demencia senil.

Se le olvido cocinar, llenaba la paila del arroz de agua haciendo una comida rara que parecía una paila llena de pasta blanca, la habichuelas y carnes le echaba un pote completo de sal y todavía no entendíamos que ella estaba enferma, creo que por desconocimiento, aquello era una situación insoportable para nosotros que desconocíamos que estaba pasando en aquella mujer, que de pronto cambió haciendo todo mal.

Hasta ese momento las cosas eran in soportables pero una noche le dije que la comida no se podía comer porque la había dañado echándole toda la sal que pudo, se ofendió, agarro un cuchillo avanzando para clavármelo, tome una actitud de defensa levantando la voz lo más que pude.

-¡Suelta el maldito cuchillo!

Me di cuenta que se paró en mitad de la sala, miro en toda dirección sin entender que hacía con el cuchillo en las manos, su semblante cambio totalmente, la sentí perdida, desorientada y sin saber qué hacer. Determine que Gloria no estaba bien o normal sin entender todavía que tenía Alzheimer.

"

*"No estoy sufriendo, estoy luchando.
Luchado por formar parte de las cosas,
por seguir en contacto con quien fui en otro
tiempo."*

JULIANNE MOO

Todos deberíamos cuidar nuestros ancianos

Le pondré como ejemplos algunas historias recientes para convencerlos de que por más trabajo que les ocasionen sus seres queridos sería un grave error llevarlos a un asilo de ancianos donde su pariente será sometido en la mayoría de los casos al abandono total, sufriendo las peores humillaciones de su vida y en ocasiones el dolor y tortura que jamás soñó pasar en este mundo.

La anciana Magdalena Marrone de 82 años estaba recluida en un asilo de ancianos en Florida, Estados Unidos creyendo sus familiares que le estaban dando una gran atención. Los problemas comenzaron en agosto del año 2009 cuando la anciana salió del hospital decidiendo sus familiares internarla en el asilo de ancianos para que tuviera mejor cuidado que el que le daban en la casa.

El médico del hospital indico que se le dieran altas dosis de medicamentos esenciales todos los días para mantener su corazón latiendo regularmente, reduciendo así el riesgo de un posible ataque al corazón.

Según revelo una de las enfermeras del asilo de ancianos la que se dio cuenta cuatro días después del ingreso de la anciana al asilo que los documentos del médico, "Recetas" se habían extraviado dándose cuenta ella que la anciana tenía varios días sin tomar los medicamentos indicados. Ella," la enfermera" ordeno la receta mal, dándole la primera dosis de medicamentos mal indicados, un técnico del centro encontró la anciana desmayada en una silla.

La paciente echaba espuma por la boca poniéndose su piel azul, unos minutos después de aquel acontecimiento "Magdalena" fue declarada muerta a la 5:26 del 26 de Agosto del año 2009.

Cuando los familiares se reunieron para su entierro se les dijo que la anciana había muerto por estragos de la vejez, lo que no se le dijo a los familiares era que esta mujer murió porque no se le administraron sus medicamentos para el corazón por cuatro días y cuando finalmente se los dieron al cuarto día, le suministraron una medicina que no era la suya.

Todos los familiares asumieron que la muerte de la anciana era natural pero cuando se abrió la Investigación la cual arrojo evidencias del trato in humano que se les daba a los pacientes en aquel asilo donde la tenían, la situación se les salió de control a los cuidadores de ese centro, descubriéndose una situación impensable.

Los Investigadores estatales que desarrollaron la Investigación de esta anciana no pudieron encontrar evidencias que inculparan a los cuidadores porque nadie se hizo responsable del cuidado de esta mujer. La oficina de la fiscalía no pudo sostener o identificar quien le dio los medicamentos equivocados a la paciente dejando el caso fuera de corte sin emitir responsabilidad alguna.

La fiscalía fue incapaz de identificar a una persona específica porque los registros del centro para ancianos tenían historias contradictorias totalmente diferentes unas de otras. Una investigación privada de los familiares encontró a tres personas culpables de negligencia médica que contribuyeron a la muerte de Magdalena.

La fiscalía de Florida cerró el caso. Las evidencias que encontraron los investigadores privados reveló que el hogar de ancianos violó las leyes más de una docenas de veces, incluyendo un caso donde a un paciente psiquiátrico se le dejó de dar sus medicamentos por más de 10 días, ocultando el error con un informe violado.

Los familiares están decepcionados porque el Estado concluyó que nadie era responsable de la muerte de la anciana, se llegó a un acuerdo fuera de corte pagando el asilo una fuerte suma de dinero a los familiares, según investigamos a nadie le importó el crimen que se cometió en este caso resolviéndolo un puñado de dólares que taparon un hueco que nadie quiere profundizar en los Estados Unidos.

En el siglo pasado, en gran Bretaña, año 1888, se atendía los ancianos de forma cruel y criminal.

Cuando un anciano lograba llegar o se presentaban en las puertas de un asilo, se le desnudaba, revisando sus ropas, si se le encontraba algún dinero por pequeño que fuera la cantidad, le robaban y luego lo tiraban nuevamente a la calle.

Si era aceptado en el albergue que en ocasiones eran depósitos de cadáveres, lo enviaban a lavarse en la misma tina de agua donde todos lo hacían, luego tenía que secarse con una toalla de uso común, después le entregaban las prendas o ropa que usaría dentro del asilo.

Después de estos ceremoniales inhumanos, los enviaban a dormitorios infectados por ratas, para que durmieran en camas de lona, parecidos a las hamacas.

Los desayunos eran a las 6:00 de la mañana, y consistían en una rodaja de pan con una sopa aguada de carne rancia o desperdicios de los mataderos o centros de carne de la ciudad que regalaban estas sobras para que los depósitos de cadáveres o albergue, se las dieran a estos cadáveres vivos.

Los ancianos tenían que trabajar dentro del asilo limpiando la sala donde llegaban por primera vez, para aparentar que el sitio estaba aseado. Los que llegaban en malas condiciones de salud le daban veneno en las comidas, colocándolos junto al depósito de cadáveres, el o albergue era el sitio donde acudían los viejos que no recibían cuidado de sus familiares.

"

"La muerte no es más que un sueño y un olvido."

Mahatma Gandhi

Hijos convertidos en Padres de sus Padres

La cultura Anglosajona "Americana" tiene por costumbre que los hijos después de cumplir los 18 años deben buscar su independencia, unos se van a la Universidad, otros se mudan solos y los muy escasos se casan construyendo sus familias. Los viejos americanos después que cumplen un ciclo de vida de 65 años promedio, son enviados a vivir solos en un abandonado apartamento y la gran mayoría internados en asilos de ancianos que de paso están desfalcando los recursos del Estado dando un pésimo servicio a la comunidad, y de personas que en la mayoría de los casos no les importa el destino de sus familiares.

Las autoridades que supervisan las instituciones que le prestan ayuda a los ancianos en Estados Unidos en la mayoría de situaciones se ven imposibilitados a aplicar las leyes a estos centros que solo buscan enriquecerse con las grandes facturas que presentan para sacarle el jugo a las finanzas de las ciudades, haciendo creer que su trabajo está dando los resultados para los que fueron seleccionados.

Visité unos 50 centros o asilos de ancianos, buscando donde dejar a mi familiar para que la atendieran dignamente pero sin ser un inspector de sanidad puedo probar que estos centros parecen verdaderos campos de concentración, donde llevan los ancianos para que terminen allí sus días, sufriendo horribles situaciones. Centros bien pagados con impuestos que estos seres dejaron en las manos de los políticos de turno a quienes nunca les ha importado realmente esa situación.

Las familias hispanas en la mayoría de los casos, tenemos otro modo de tratar a nuestros ancianos. En nuestra cultura los consideramos parte de la agrupación familiar trayendo sabiduría y conocimientos dentro de los hogares que ellos formaron en su tiempo. Nuestra comunidad "Hispana" tiene por costumbre cuidar a sus padres cuando llegan a la edad en la cual no se pueden valer por ellos mismos.

La cultura de los asilos para ancianos en las comunidades hispanas no tienen mucha proliferación por la educación que tenemos, de brindarles cuidados y amor aquellos que un día lo dieron todo para que nos desarrolláramos y creciéramos en este mundo.

Los hijos en la comunidad hispana cuidan a sus viejos por los beneficios que estos dejan en el conglomerado familiar, estos se convierten en asesores en muchos de los casos, tomando decisiones conjuntamente con los consejos que sus padres le dan cuando deciden tomar una decisión de importancia o cuando hay crisis familiar de cualquier índole.

Una técnica que da buenos resultados con nuestros ancianos o pacientes de Alzheimer es, no discutir con su familiar o paciente, no niegue lo que ve u oye, si hace lo contrario, esto les hará sentirse más nerviosos y frustrados. En algunos casos cuando desconocemos como enfrentar al paciente mantenemos el respeto que siempre se tiene en nuestra cultura por nuestros padres que cuando dicen o confirman algo seguimos sus consejos sin oponernos, porque siempre se cree que el viejo tiene algunas experiencias de tomar en cuenta, sin importar su estado de vejez.

Los ancianos en ocasiones tienen delirios de persecución, cosa que tenemos que tratar con mucha delicadeza, estos acontecimientos consisten en falsas ideas que no tienen evidencia en la realidad, son frecuentes los delirios de perjuicio, el enfermo cree que le roban o le quieren infringir algún daño poniéndose siempre a la defensiva. Los pasos que recomendamos en estos casos son los siguientes:

A)   Escúchele para que se sienta atendido.

B)   No discuta con el paciente. No le dé la razón, ni le lleve la contraria, dígale que le va a ayudar.

C)   Si tiene delirios de robo, preste atención a los lugares donde suele esconder las pertenencias, ellos son los mismos que esconden las cosas sin tener nociones donde las pusieron.

D)   Desvíe su atención hacia actividades agradables.

E)   Dígale que usted se va a hacer cargo de los problemas y de comprobar que todo esté bien, con esto le da seguridad y protección.

Tratar un paciente de Alzheimer es además de estresante un poco complicado, hay que detectar o diferenciar dentro de ellos el enfermo apático de uno deprimido, ya que el manejo es bastante diferente pero nuestro esfuerzo debe ser el mismo.

1)   Es de mucha importancia organizarle actividades que le resulten placenteras, esto aumentará su estado de ánimo.

2)   Trate de que se sientan útil, dentro del entorno familiar.

3)   Si el enfermo no desea cooperar en algo, es preferible no insistir.

4)   Distráigale y vuelva a intentarlo más tarde.

5)   Haga un esfuerzo para que realice algún ejercicio físico y anímele a relacionarse con   otras personas.

6)   Dele su apoyo, escuche sus sentimientos, hágale que se sienta lo más integrado posible dentro de la familia.

7)   En algún caso es conveniente utilizar el tratamiento medicamentoso. Consulte con su médico

"

"No hay palabra ni pincel que llegue a manifestar amor ni dolor de padre."

Mateo Alemán

Me olvidé de Orinar

Gloria, mi paciente seguía su agitada vida, entre recuerdos, olvidos y discusiones de su comportamiento, hasta que llegó el momento de los fuertes dolores de cabeza sin entender la razón de porque sucedía este fenómeno en el cuerpo de nuestra querida Gloria. Un día la cosa se complicó de tal manera que llamamos al teléfono de emergencia "911" porque el dolor y la presión le subió para matarla, los paramédicos se la llevaron en la camilla para llegar al hospital con la anciana sonriendo, mojada hasta el cuello de orine, se dio una meada dentro de la ambulancia que había orine por todo el interior. Los orines de los viejos tienen un olor tan fuerte y peculiar que dejan todo el área infectado por un buen tiempo, penetrando ese aroma de mal gusto lo más profundo de su olfato.

Le tomaron la presión nuevamente con la variante de que todo estaba normal, el dolor de cabeza había desaparecido, la verdadera situación era que se le estaba olvidando orinar, acumulando liquido en sus órganos, creando que la presión subiera con mucha frecuencia.

Para esta etapa el medico que les indica los medicamentos nos comunicó que ella estaba padeciendo la terrible enfermedad llamada: Alzheimer de la que no entendíamos nada, nos quedamos mirándonos preguntando con nuestro gesto. ¿Qué será esto?

Comenzamos a preguntar sobre que debíamos hacer recibiendo la ayuda de una doctora, la que nos dio varias técnicas que en su momento fueron muy útiles. Teníamos que ayudar a Gloria a que recordara cuando llegara la hora de orinar o hacer otras necesidades fisiológicas.

La primera técnica que usamos fue después de indicarle al paciente donde tenía que sentarse, dejar la llave del lavamanos abierta para que el chorro de agua de la llave le despertara los sentidos de orinar, si escuchaba el agua caer, esto lo asociaba con el líquido rechazado de su cuerpo dando un final exitoso.

Este rústico sistema no se pudo mantener por mucho tiempo porque el recibo del agua nos llegó demasiado elevado. Gloria estaba orinando pero a un costo muy alto, tendríamos que pagar miles de dólares por servicios de agua consumida si queríamos que la anciana recordara orinar, teníamos que buscar otro método que fuera más económico.

Hablamos nuevamente con la doctora, una experta en el cuidado de ese tipo de pacientes, diciéndole que este método nos arruinaría por lo alto que había llegado el recibo de pagar el agua. Ella nos dio otro truco que utilice inmediatamente, porque orinar es inminentemente importante, es una acción que tiene que hacer por obligación el ser humano o muere.

Inicie el otro sistema que consistía en primero sentándola en el inodoro por tiempo indefinido, podía ser 30 minutos y hasta 45 minutos, luego le tiraba agua al rostro o cara, para despertarla de su inconsciencia provocándole que volvieran sus recuerdos y se diera cuenta donde estaba sentada. Este método comenzó a rendir frutos, cuando se sentaba en el inodoro discutiendo ferozmente que para que la sentaban en ese sitio y luchando por no bajarse los pantalones o el vestido, después de aquella lucha titánica estando sentada, se le dejaba unos minutos para luego tirarle un poco de agua en la cara, dándome cuenta que esto la hacía reaccionar diciéndome:

-No me mojes que me puede dar gripe

-¡Vamos a orinar!, pisssssssss

Le contestaba.

En esta parte del proceso recomendamos que sea acompañado del "Pissssss" para que el efecto sea fructuoso.

Inmediatamente la despertaba de su inconsciencia o mundo donde entran los pacientes que están desarrollando la enfermedad de Alzheimer, comenzaba a orinar sin problemas.

Tienes que entender que estos paciente están en otro mundo, es un sueño despierto que no podemos comprender, luego de estar haciendo esto por varios días, la ataco una bronconeumonía producto de mojarla en las mañanas, lo que me obligo a parar este método que es bueno para las personas que están olvidando cuáles son sus deberes fisiológicos, pero es muy rústico, creyendo que debe modificarse.

Le recetaron unos poderosos antibióticos para la gripe que obtuvo por mojarla todos los días. La culpa fue toda mía, por estar tirándole agua fría en la cara, las pastillas no las pudo tragar porque llega un momento que estos pacientes de Alzheimer se resisten a tomar cosas duras como pastillas, inmediatamente hablamos con el doctor quien nos sugirió que le moliéramos las píldoras y los alimentos.

Después de este maratónico esfuerzo se las dábamos en una cucharada con algunas compotas dulces cosa que nos dio resultados positivos, pues las medicinas liquidas y las pastillas molidas hacen que estos tipos de pacientes sean más manejables en el trato de su enfermedad.

Otros de los métodos que aconsejamos para que recuerden orinar es después de sentarlos en el inodoro, tomar un poquito de agua en la mano y dejárselas caer en el medio de la espalda donde se juntan los glúteos y el ano, esto despierta una sensibilidad en su cuerpo que les motiva la conexión mental, comenzando a orinar y en ocasiones hasta defecan, "evacuan".

Cuando este ayudando al paciente en esta operación, sentada en el inodoro nunca le quite la vista porque una mañana la sentí que estaba inquieta llevándola al baños después de hacer todo los pasos, le eche el poquito de agua fría en la espalda comenzando a orinar me senté frente al inodoro y me quede medio distraído, ella termino de orinar y defecar, metió la mano en el inodoro, tomo bastante agua ligada de materia fecales y me la lanzo en la cara para decirme:

-¡Viste que no es bueno!

-¡Mierda!

Mi cara se lleno de materia fecal, ligada con orine, pude conocer a lo que sabe la mierda de una anciana enojada porque le echaba agua fría en su cara y espalda, no importa en que estado se encuentre el paciente nunca lo subestime.

Gloria me dio una tremenda lección sobre cómo cuidar un paciente con la enfermedad de Alzheimer, tuvo un momento de lucidez. En ese momento comprendí el efecto que hacia una mano llena de agua fría en la cara y más si estaba ligada con materia fecal y orine de una anciana de 75 años. Las personas que desconocen cómo tratar un paciente de Alzheimer cuando el familiar comienza con estos síntomas es un problema monumental por los desconocimiento que se tiene cuando la enfermedad progresa, es una de las razones por la que estoy relatando estos hechos que les pueden servir de guía en su futuro cuidado al familiar que hoy tiene esa devastadora enfermedad de Alzheimer.

La desesperación era enorme, estábamos agotados y más que decididos a llevarla a un asilo. El trabajo tenia a la familia al borde de una rotura inminente, se percibía el aroma de disgusto en el ambiente por los contratiempos y dificultades que nos creaba este integrante de nuestra familia que estaba totalmente loco.

Como su origen era Republica Dominicana, salí en busca de investigar que trato o cuidado podía conseguir, donde Gloria se sintiera cómoda con atenciones similares a la que le dábamos en nuestra casa.

"

"He aquí un motivo de error en la política, no pensar más que en sí y en el presente."

La Bruyere

Hospital Psiquiátrico Padre Billini

En República Dominicana lo primero que tenía que visitar era el Hospital Psiquiátrico Padre Billini, antiguamente llamado el "28" en referencia al número de los locos.

El edificio del hospital Psiquiátrico Padre Billini, inicio su construcción en el año 1957, siendo inaugurado tres años después, es un edificio que luce abandonado, con el aspecto de una cárcel de concentración, donde sus salas o habitaciones están protegidas por barras de hierro oxidados.

En República Dominicana para usted poder ingresar un paciente en este centro tiene que estar loco o debe presentar alguna alteración o trastorno mental como es la regla general para la admisión. Los médicos de este hospital no especifican si es un loco o es un paciente con Alzheimer.

El Hospital tiene mucho parecido a un centro de torturas para aquellos seres que perdieron la razón ya que se pueden ver pacientes de ambos sexos tirados en el piso, algunos desnudos, salpicados de heces fecales y vómitos, con heridas sangrantes y otro grupo catalogados por las autoridades del hospital como pacientes, "Irrecuperables", que sólo aguardan el fin de la muerte.

Los considerados "no recuperables", muchos de los cuales llevan hasta 25 años allí, apenas les son suministrados medicamentos para controlarles las crisis y están confinados en pabellones de barrotes corroídos, paredes con mugre y un ambiente que emana un mal olor de humedad.

Cuando visité sus instalaciones me encontré con un lugar que parecía, más que un hospital, una cárcel de presos políticos, donde sus integrantes son olvidados por los políticos de turno que no le importa la suerte de aquellos infelices grupo de locos.

El Hospital da la impresión desde que llega a sus alrededores de ser un sitio abandonado.

Tras los barrotes se ven las caras de los pacientes triste con cuerpo de cadáveres vivos por la falta de alimentación y cuidados.

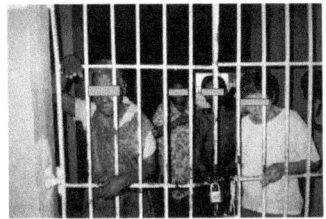 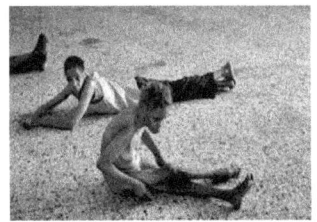

*Pacientes encerrados con candados, barrotes de hierro
y otros pacientes tirados en el suelo desnudos.*

En mí recorrido por los salones del hospital me confirmaron que no había un vehículo, "ambulancia", donde transportar a los pacientes que necesitaran o que requirieran algún tipo de asistencia médica en otro centro de emergencia. Los pacientes se ven tristes, desesperanzados, sucios, con poca o nada de ropa, malolientes y hambrientos.

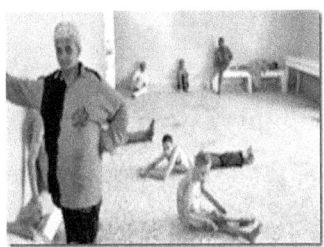 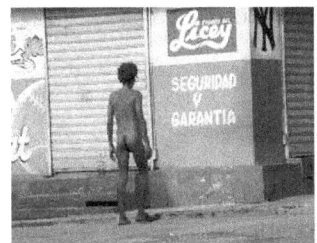

Pacientes declarados locos por tener la enfermedad de
Alzheimer, otro desnudo caminando por una desolada calle de
Republica Dominicana.

Se contabilizaron 120 pacientes con trastornos severos de los cuales un médico local me manifestó que el 95% de ellos tienen la enfermedad de Alzheimer, la cual se confunde con locura en este centro "asilo" de Republica Dominicana.

El empleado de mayor rango quien gana unos $330.00 dólares al mes nos comunicó que hay unos 58 pacientes abandonados por sus familiares que viven de la caridad publica o lo poco que el Estado suministra al Hospital, escaseando los alimentos y las medicinas todos los días.

El "Hospital Psiquiátrico Padre Billini" en Republica Dominicana es lúgubre, triste, fúnebre, más parecido a un lugar donde se tortura, que a uno donde se provea salud a pacientes con Alzheimer, quienes son confundidos con diagnósticos de locura.

Si un paciente se porta mal o rompe alguna regla establecida en el hospital, es amarrado de pies y manos como un animal, por varios días, hasta que según la administración del centro se discipline.

Escudriñamos sobre los derechos de estos pacientes según la ley de Republica Dominicana "12-06" sobre salud mental.

Esta ley deja bien claro en su artículo 10 lo siguiente:

"Tienen derechos básicos y libertades fundamentales todas las personas que padezcan una alteración mental y que pueden ejercer todos los derechos civiles, políticos, económicos, sociales, culturales y ejercer las libertades establecidas por la constitución de la Republica y las autoridades competentes tienen la obligación y el deber de velar por el buen funcionamiento de los hospitales y centros de salud."

En República Dominicana, en el área trasera del Hospital Psiquiátrico Padre Billini se mantiene a los pacientes abandonados por sus familias. En el pabellón femenino, las pacientes viven en condiciones precarias, y en terrible falta de higiene.

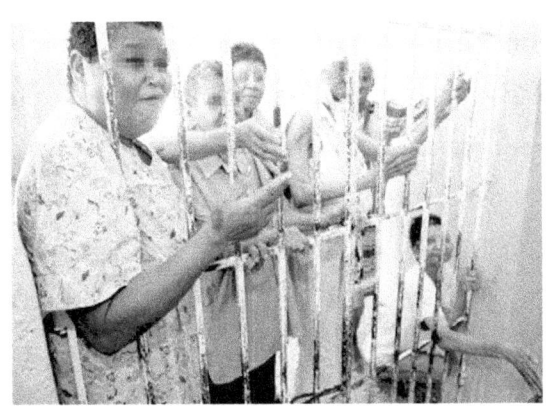

Ancianos abandonados en Republica Dominicana, son condenados a un trato cruel y despiadado sin que nadie se preocupe de esta situación

Quedé alarmado, frustrado y triste con las autoridades Dominicanas con el trato que se le da al paciente con Alzheimer.

Regrese de Republica Dominicana totalmente decepcionado. Bajo ningún motivo llevaría a Gloria a semejante infierno. Deberían cerrar esas instalaciones hospitalarias, arrestando a los directores de salud pública de ese país por la injusticia o el crimen que están cometiendo con todos esos seres humanos que tienen el derecho constitucional de recibir atención médica como lo dicta la ley.

Después de buscar e investigar mas de 50 asilos de ancianos entre Estados Unidos y Republica Dominicana tomamos la decisión de seguir atendiendo a nuestro familiar en la casa porque no queríamos llevarla a un asilo de ancianos, estábamos seguros moriría en unos cuantos días por las malas atenciones que reciben los pacientes en esos centros de cuidados.

Les preparamos en nuestra casa un cuarto frente al nuestro el sacrificio seria monumental pero el costo valía la pena si la queríamos tener entre nosotros por un tiempo más.

La situación se empeoró porque yo no estuve de acuerdo que cerrara la puerta por dentro, ella comenzó a discutir en voz alta sobre la decisión de cerrar su puerta con seguro por temor a que se metiera alguien en la casa y la violara.

Tratamos de convencerla, le hablamos de toda la seguridad que teníamos, cámaras, alarmas, perros y armas de fuego cosa que olvido en 10 minutos, después de todo aquel esfuerzo de convencerla para que no le pusiera pestillo o cerrojo por dentro a la puerta quedando encerrada totalmente cosa que no lo podíamos permitir, ella seguía tratando de imponerse buscando como encerrarse.

Estábamos desesperados la impotencia nos consumía cuando nos despertaba un fuerte ruido dentro de su habitación sin saber que había pasado.

Trabaje con el gobierno de los Estados Unidos contra el crimen organizado por varios años donde saqué de circulación una cantidad considerable de criminales de las calles por lo que siempre estoy poniendo seguridad en mi entorno familiar y más cuando duermo, teniendo algunas armas de fuego a mi alcance por si las necesito.

Una noche como a las 3:00 de la mañana estaba profundamente dormido, cuando sentí en mi cuarto un leve sonido que en el momento pensé, era mi perro que algunas veces entra a mi cuarto como si fuera de él, abrí un poco los ojos para solo hacer un reconocimiento de la habitación y seguir durmiendo, mi corazón se me quiso salir del pecho al ver frente a mi cama una silueta con las manos levantada.

En la oscuridad es difícil enfocar los objetos y descifrar un movimiento por lo que cualquier cosa puede pasar si dudamos en actuar contra quien este frente a nosotros, espere el primer golpe de quien me atacaría cosa que si no me dejaba fuera de combate ganaría el pleito porque busque frenéticamente mi pistola que estaba al alcance, empuñándola, lista para disparar, con la mano izquierda empuje a la sombra que tenía delante para apuntar mi arma hacia su pecho. Todo pasó en fracciones de segundos cuando escuche la voz de Gloria decir:

-¿Por qué me empujas?

Hoy escribiendo este relato la piel se me eriza sofocando todo mi cuerpo, sabiendo lo que pudo pasar aquella noche cuando tenía frente a mi cama un paciente de Alzheimer que actuaba sin tener conocimientos de sus actos con un afilado cuchillo que había obtenido en la cocina, tratando de asesinarme.

El sonido de su voz me alerto como cuando una luz roja de la parte trasera de un auto le indica que debe frenar por que el automóvil que tiene al frente se detendrá, todavía no me explico cómo no dispare mi arma, matando seguramente a un paciente de Alzheimer que teníamos dentro de nuestra casa.

Cuando encendí la luz pude notar que la anciana estaba turbada, sin saber que estaba pasando o porque tenia un cuchillo en sus manos agarrado para clavarlo en mi cuerpo.

Gloria en repetidas ocasiones me había dicho que me clavaría un cuchillo cuando durmiera, cosa que tenía resuelta, escondiendo todos los cuchillos que existían en la casa para evitar que un día cumpliera su amenaza.

Es terrible tener un paciente de Alzheimer bajo su cuidado, la mente de este ser puede actuar en cualquier dirección sin conocimiento de lo que hará, creando destrucción o muerte en cualquiera de sus actos.

Es de interés conocer que ocasionalmente la persona o el paciente pueden estar enojados, agresivos o violentos. Puede ser por muchas razones como la pérdida de control social y discernimiento, pérdida de la habilidad para expresar sin violencia sus sentimientos negativos y pérdida de la habilidad para entender las acciones y las habilidades de otros. Para un cuidador ésta es una de las cosas más difíciles de manejar.

Sugerencias:

A) Mantenga la calma, trate de no mostrar miedo o alarma.

B) Trate de derivar la atención del paciente a una actividad serena.

C) Concédale al paciente más espacio.

D) Averigüe qué causó esa reacción y trate de evitarlo en el futuro.

E) Si la violencia ocurre a menudo, pida ayuda.

F) Hable con alguien que lo respalde y consulte a su médico para que lo ayude a manejar la situación.

"

"El paso del tiempo condena al olvido la memoria de un país."

Arthur Miller

El Medicare Fraude Millonario

Queriendo proteger los ancianos el gobierno de Estados Unidos creo una tarjeta de seguro llamada: "Medicare". Este plástico es la identificación de un programa de seguro social administrado por el gobierno, con cobertura de seguro de salud a las personas mayores de 65 años y a los que son menores de 65 años y están permanentemente discapacitados, física o mentalmente.

Si tomamos en cuenta que el último censo de Estados Unidos registró en esa nación unos 40.000.000 millones de personas pobres que no tienen ninguna posibilidad de pagar un seguro médico privado, es de mucha ayuda este recurso de el "Medicare", podemos llamarlo un salvavidas dentro de la comunidad de ancianos afectados por esta terrible enfermedad del Alzheimer.

Con el cuidado de los ancianos y principalmente los enfermos con Alzheimer en territorio americano, se ha ligado la política internacional de Cuba contra su principal enemigo Estados Unidos.

La inteligencia cubana fue instruida por los servicios de espionaje de Cuba para que trataran de atacar al gobierno americano por este hueco que la administración pública de Estados Unidos no está sabiendo manejar como es debido, permitiendo que un grupo de Espías Cubanos, saquen recursos de un programa que tiene otros fines según los que dirigen el cuidado de los asilos de ancianos en esta potencia mundial, Estados Unidos.

Pondré como ejemplo algunos casos que dejan al pueblo americano confundido con el trabajo que supuestamente deberían hacer los políticos de turno que solo están para saciar sus intereses monetarios, olvidándose de quien lo puso en esa posición que en definitiva son los que sufren los malos cuidados que se le suministra al paciente que desarrolla una enfermedad.

Se calcula que le cuesta en perdidas al gobierno de Estados Unidos unos $ 90.000 millones de dólares. Impedir esta fuga de fondos es crucial para que los ancianos tengan mejor cuidado dijeron los administradores del programa de "Medicare" en un comunicado después de terminar un curso que alertaba como evitar que le sigan robando.

Se organizó una grupo de más de 700 oficiales del orden para desplegar una fuerza y arrestar a decenas de personas acusadas de facturar y cobrar ilegalmente más de $225.000.000 millones de dólares al programa gubernamental de atención médica a los ancianos. Los arrestos son los más recientes en una serie de golpes en los últimos tiempos, año 2011

Agentes federales allanaron una de las clínicas de salud mental de "American Therapeutic Corps" en la dirección: 1801 NE 2nd Avenue, Miami. Fl. Los fiscales federales acusaron a la compañía y a cuatro de sus principales ejecutivos de conspiración para defraudar $200.000.000 millones al programa federal de salud financiado con fondos de los contribuyentes. Fueron arrestados, Lawrence S. Durán, de 48 años, residente de North Miami y dueño de American Therapeutic; Marianela Valera, de 39 años , presidenta ejecutiva de la compañía; Margarita Acevedo, de 40 años , directora de mercadeo; y Judith Negrón, de 39 años , vicepresidenta de una subsidiaria.

Otro de los escándalos que dejo perplejo al pueblo americano fue la tremenda cacería que realiza el FBI, "Año 2011", contra unos 156 fugitivos por fraudes cometidos contra el sistema de asistencia Medicare en la Florida.

Se han identificado 26 de estos delincuentes ubicándolos en Cuba, México, República Dominicana y otros países de América Latina. El FBI, arresto unos 16 de ellos que se habían robado $83.000.000 millones de dólares.

El caso más difícil para el FBI, que el pueblo americano no entiende cómo pudo pasar, fue el que ocurrió en Miami, Fl. Este espectacular fraude fue ejecutado por los hermanos Benítez, José, Luis y Carlos, quienes eran propietarios y operadores de una docena de clínicas de terapia.

Huyeron con su multimillonaria fortuna a la zona Este de la República Dominicana, donde en compañía de aliados Dominicanos hicieron inversiones cuantiosas en múltiples propiedades. Se alega que los hermanos Benítez presentaron $119.000.000 millones en reclamaciones falsas al Medicare, recaudando la exorbitante suma de $84 millones que les fue pagada.

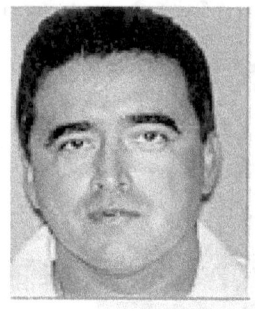
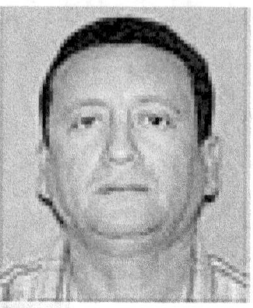
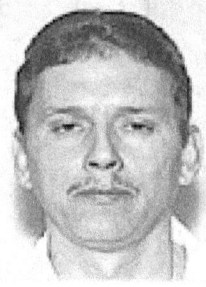

Los Hermanos, José, Luis y Carlos, Benítez, cometieron uno de los fraudes más grande contra los servicios de salud en Estados Unidos.

Los hermanos Benítez, oriundos de Cuba, huyeron a la República Dominicana antes de ser llevados a los tribunales en mayo del 2008, están acusados de lavar millones a través de falsas compañías para financiar la compra de propiedades y artículos de lujo en ese país. Sus adquisiciones incluyeron casas, moteles, apartamentos, terrenos, barcos, caballos de paso fino, un helicóptero, una planta de distribución arrendada a la Coca-Cola y un hotel rodeado de parques de agua, todo en las áreas de Punta Cana, Bávaro, Higüey y la capital Dominicana.

El gobierno Cubano para desorientar la Investigación del FBI, en un giro inesperado, arrestó a los hermanos, quienes se habían hecho ciudadanos estadounidenses, fueron encarcelados tras su llegada a Cuba en abril del año 2008. El gobierno cubano los mantiene todavía en la cárcel aunque no está clara la razón de tal acción.

La mayoría de los fugitivos nacieron en Cuba, emigraron al sur de la Florida, año 1990 y después de cometer sus delitos deciden vivir fácilmente sin ser detectados en América Latina con cientos de miles o millones de dólares robados al "Medicare".

Debido a que muchos de los acusados del robo al "Medicare" son cubanos, han circulado evidencias dentro de los servicios de inteligencia de que el gobierno de Castro ha entrenado a estos individuos con el propósito de desplegarlos dentro de Estados Unidos para hacerse cargo del operativo, creando clínicas con licencias del "Medicare" en el sur de la Florida, New York y otros Estados de la nación americana.

Luego de que estos agentes Cubanos realizan sus operaciones encubiertas se procede a esconderlos cuando regresan a casa. Pero los agentes y fiscales federales, aunque especulan en privado sobre una conexión oficial de Cuba, dicen que nunca han encontrado pruebas que relacionen al régimen de Fidel y Raúl Castro con el fraude desenfrenado al cuidado de la salud en los Estados Unidos.

El abogado de Miami, Sam Rabin, representó al prófugo, Eduardo Moreno, quien huyó a Cuba luego de pagar una fianza de $450,000 mil dólares en el año 2007 por cargos de fraude a los servicios de salud. Había recaudado $2.000.000 millones de dólares del Medicare a base de reclamaciones falsas por equipos médicos y servicios engañosos. Este abogado dijo en una rueda de prensa:

-Creo que sería muy difícil para alguien con millones de dólares pasar inadvertido en Cuba sin protección del gobierno Cubano.

Otra de las declaraciones de suficiente credibilidad fue la de: James Casón, quien sirvió como jefe de la Sección de Intereses de Estados Unidos, entre el año 2002 y 2005, dijo:

-No hay modo de que el gobierno cubano no sepa esto, sea que el gobierno cubano esté involucrado o no en el fraude al "Medicare", el gobierno cubano quiere la divisa fuerte de los fugitivos.

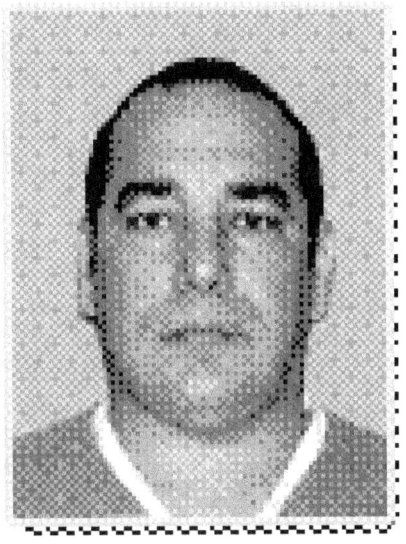

WANTED

Eduardo Moreno 02/19/1969, altura: 5' 9", peso 180 libras, prófugo de la justicia acusado de fraude al Medicare. "Foto, cortesía del FBI", este hombre robo $2.000.000 millones al servicio de salud pública de Estados Unidos.

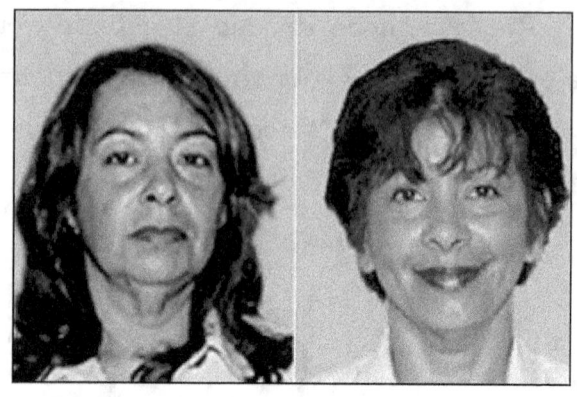

Las hermanas Guilarte, Caridad y Clara, quienes fueron acusadas en Detroit en el 2009, pidieron que su caso fuera transferido a su ciudad de residencia en Miami después de que huyeran a Venezuela y fueran arrestadas en Colombia.

Ambas hermanas pidieron perdón a la jueza y al gobierno de Estados Unidos después que se robaron $6.000.000 millones de dólares, de los cuales desaparecieron sin dejar rastro, unos $3.800.000 dólares.

La jueza estuvo de acuerdo, y castigó a las hermanas, quienes vinieron de Cuba a Estados Unidos a principios de la década del 1980, con 14 años de cárcel por la estafa

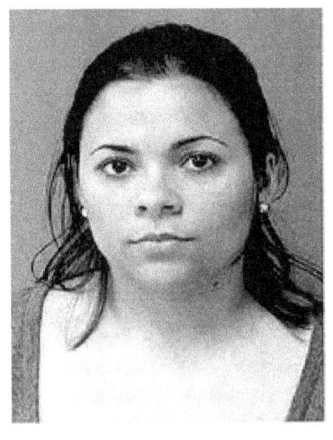 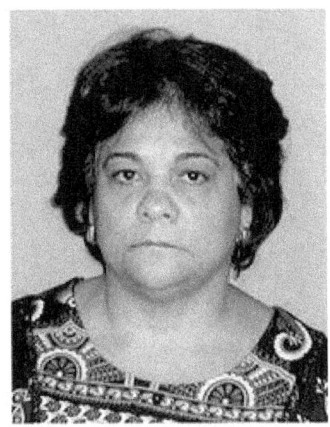

Denisse Martinez   Daisy Martinez

Una dominicana y su hija defraudaron por millones de dólares al programa estatal de asistencia médica, mediante clínicas que tenían en la zona de Detroit, y a fin de ampliar el negocio habían instalado una clínica adicional para su hija y yerno. Las ganancias pronto subieron. En un año, Daisy Martínez estafó al Medicare $10.7 millones con tres clínicas, mientras que su hija, obtuvo otros $649,000, dólares en sólo cuatro meses.

Ambas habían pasado facturas al gobierno por terapias falsas con medicamentos al tiempo que atraían a gente desesperada que vivía en las calles con dinero en efectivo y calmantes para el dolor.

Funcionarios del FBI y el Departamento de Justicia no quisieron comentar sobre el asunto. Un portavoz del Departamento de Estado tampoco quiso comentar sobre los fugitivos por fraude de Medicare.

"

"La lucha contra el Alzheimer sigue siendo algo furtiva, una guerra de guerrillas organizada por un grupúsculo casi clandestino; por eso, cada uno a nuestra manera, luchamos diariamente para ganar pequeñas batallas."

En Cuba los pacientes mueren por grupos

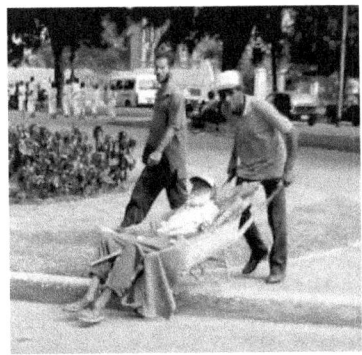 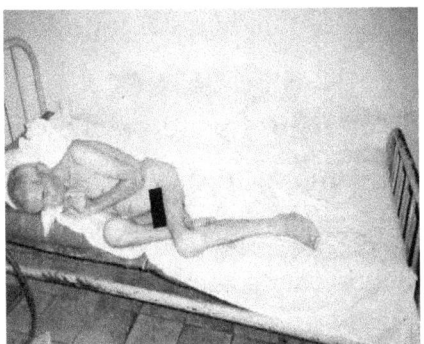

Los enfermos de Alzheimer son personas con sentimientos y derechos. Su enfermedad los limita para comunicarse y para relacionarse con su entorno, sin embargo escuchan, sienten y pueden tener momentos de lucidez cosa que no se ha tomado con seriedad en Cuba.

Estuve visitando Cuba realizando unas investigaciones y sentar las bases necesarias que me permitieran escribir dos historias que tenía en proceso y tocaban las raíces de algunos de los problemas más notorios del sistema imperante en esa nación.

Este país se anuncia en la prensa internacional como uno de los paraísos donde existe el mejor cuidado médico del mundo ya que es gratis dentro de su régimen socialista o comunista como se hacen llamar los políticos de turno en aquella nación caribeña. Cuba tiene una población aproximada de 12.000.000 millones de habitantes, con 110,860 Km, está situada al sur de Estados Unidos con un gobierno dictatorial dirigido por dos hermanos, Fidel Castro y Raúl Castro.

En enero del año 2010 se dio a conocer una espeluznante noticia sobre la muerte de 31 personas en el Hospital Psiquiátrico de la Habana, las evidencias salieron a la superficie quedando el mundo horrorizado por el brutal crimen cometido dentro de una tiranía que olvidó los pacientes con Alzheimer declarado en Cuba, como locos que debían ser enviados a morir de hambre y frío en las desoladas habitaciones de un Hospital en la capital Cubana.

Estuvimos indagando sobre estos maltratos a seres humanos, vimos empleados del Hospital habanero bañando pacientes a las 7:00 de la mañana con agua fría, con una rústica manguera, estos pacientes habían defecado la noche anterior y se encontraban con mierda hasta en el cuello.

Es una crueldad tan espeluznante o desagradable que el frío de la mañana penetro por mi cuerpo dejando una marca imborrable de aquel castigo en aquellos seres indefensos.

Los pacientes normales tienen la ventaja de poder defenderse y cuentan además con sus familiares para armar peleas. Mientras que las quejas de los enfermos del psiquiátrico con Alzheimer caen en el vacío porque, al fin y al cabo, no son más que locos.

Pude comprobar que los administradores de estos Hospitales les quitaban la comida a los enfermos para alimentar a sus cerdos y la leche que se vendía en el mercado negro en toda esa zona también provenía del robo permitido que se le hacen al hospital.

Es muy importante resaltar que las personas con demencia tienen los mismos derechos que el resto de los individuos.

La falta de colchas podría no ser culpa del Ministerio de Salud porque quien tenía que repartirlas asegura que las entregó al personal del hospital y que tiene constancia de ello.

Las sábanas y colchas desaparecieron por arte de magia o se las robaron siendo vendidas en las calles de la capital Cubana.

El edificio del centro de salud tenía algunas ventanas rotas por donde entraba la brisa fría que provoco la muerte por hipotermia de la mayoría de los pacientes y los que soportaron las frías temperaturas murieron luego de hambre o de sed.

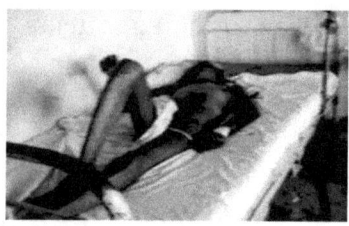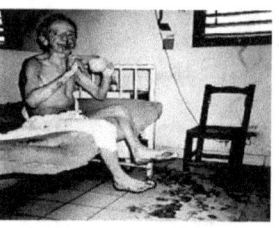

El gobierno Cubano ordeno una Investigación de este macabro hecho para acallar las voces de los críticos del mundo que jamás nos quedaremos con los brazos cruzados con hechos de esta naturaleza.

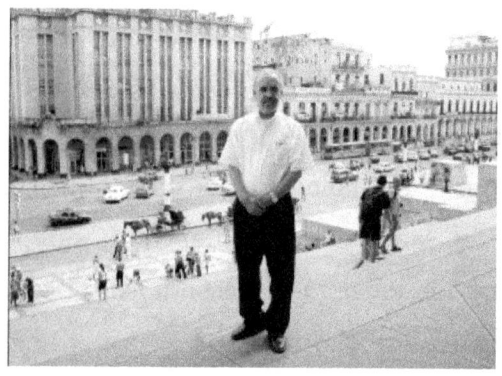

El autor Ángel Martínez, en La Habana, Cuba, en sus Investigaciones para documentar esta obra.

El pueblo cubano está en una miseria total según lo que pude apreciar, sin lugar a equivocarme, la revolución Cubana se quedó rezagada, no avanzó con los tiempos y como en este caso, el de la enfermedad de Alzheimer, el costo social y monetario de la enfermedad recae en la familia la mayoría de las veces, Cuba no escapa a esta situación.

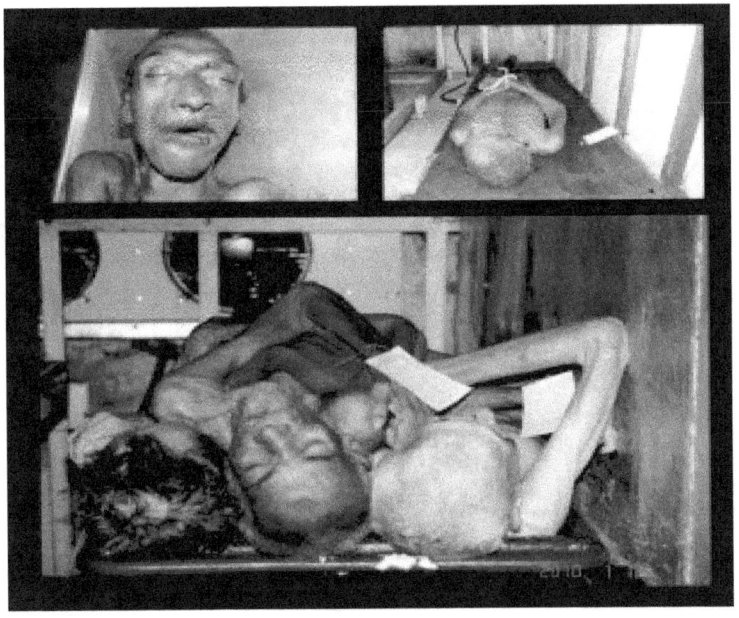

En Cuba, cadáveres de personas muertas de frío y hambre.

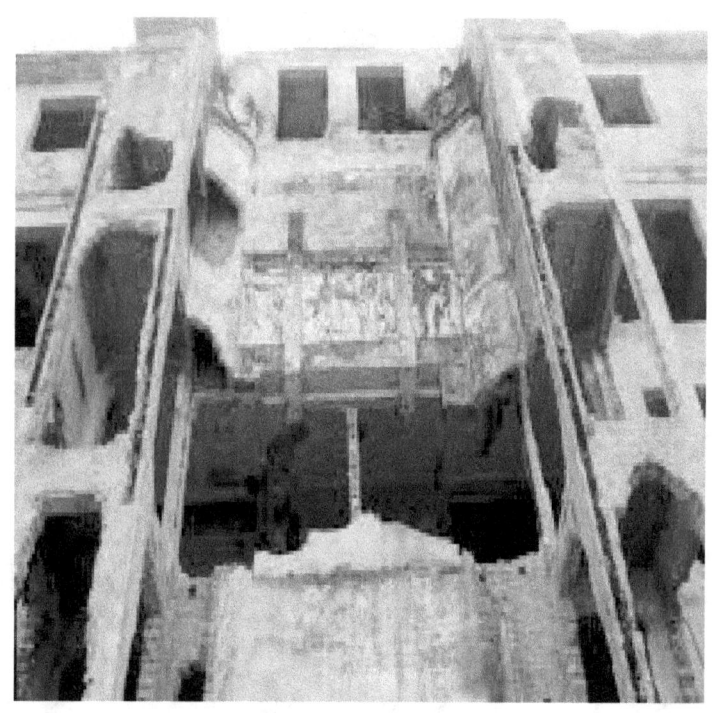

Edificio de un Hospital en funciones donde internan a los pacientes en la Habana Cuba. Aquí mueren diariamente personas por falta de alimentación, medicina, frío y descuido de un personal mal pagado.

"

"La memoria es el perfume del alma."

George Sand

La música en los Pacientes de Alzheimer

Después de darle sus pastillas o medicamentos del día, pan, un vaso de jugo y café sacaba a mi paciente, Gloria al patio. En la parte trasera de la casa hay un lago con muchas aves de diferentes especies que vienen en busca de alimentos, esto debido a que frecuentemente les hecho todos los desperdicios de las comidas en las orillas de aquel hermoso manantial de agua dulce, creando una costumbre por las mañanas. Esas exóticas visitas naturales para deleite de mi paciente que junto a un radio conectado en la pared, encanta mi patio con música instrumental y sonidos de las ramas de los árboles que me dejan en un paraíso donde el tiempo se detiene para saborear tan inmenso placer.

La música es tan importante en los pacientes con Alzheimer que un nuevo estudio del Departamento de Psicología de la Universidad de California "UC.Davis" muestra que tanto la memoria como la música y las emociones activan la misma región en el cerebro, lo que puede tener implicaciones beneficiosas para los pacientes de Alzheimer.

Cuando el paciente que sufre la enfermedad de Alzheimer escucha música, este acto puede evocar memorias de personas, lugares y momentos de nuestro pasado, haciendo una mezcla en el cerebro, generando y organizando conversaciones coordinadas dentro de momentos de lucidez.

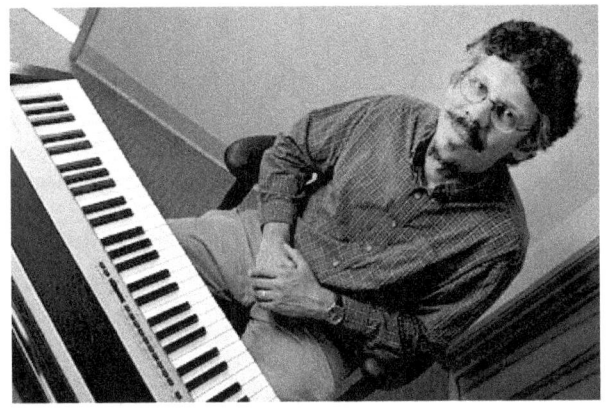

Peter Janata, Profesor del Departamento de Psicología de la Universidad de California, desarrolló un estudio en el "Dartmouth College", es un Centro para la Mente y el Cerebro o Centro del campus interdisciplinario dedicado a la comprensión de la mente humana.

En sus estudios en la Universidad de California este profesor se hacía la pregunta de: ¿Porque los pacientes con Alzheimer responden a la música?, cuando parece que han perdido toda la esperanza de organizar una conversación o un estímulo que coordine su mente en algún aspecto de su diario vivir.

La idea de que las canciones y melodías pueden evocar memorias de personas, lugares y momentos de nuestro pasado despertó en mí, algunas interrogantes que tenía que experimentar con mis propios métodos rudimentarios en el cuidado de mi paciente Gloria Bueno.

En mi jardín todo es alegría, los pájaros cantan con unos de sus tonos musicales inigualables y el radio que tengo hace que el sonido de la música instrumental invada el espacio de melancolía, estoy fascinado por tanta armonía en aquel lugar, de pronto una voz salida del cuerpo de mi paciente que me llamo la atención cuando dijo:

-¿Por qué los patos no se ahogan?

Este comentario se lo pude atribuir a que detrás de la casa habían un grupo de patos nadando en mi lago, mi paciente se quedó por un corto tiempo sin decir palabra, solo estaba registrando lo que había llegado a su mente de porque si estos animalitos estaban encima del agua no se ahogaban. Esa teoría la de que con música el paciente de Alzheimer puede activar su memoria o recuerdo la pude comprobar y al mismo tiempo la recomiendo por todos los aciertos que pude presenciar en el cuidado que le di a Gloria Bueno mi paciente de Alzheimer.

Las Investigaciones del profesor Janata se basaban en descubrimientos anteriores de que los pacientes de Alzheimer que tienen dificultades con su memoria aun responden a la música. Estos estudios sugieren que a medida que el Alzheimer progresa, hay ciertas áreas del cerebro que permanecen intactas por más tiempo, mientras las otras partes del cerebro se deterioran con más rapidez. Nuestra experiencia nos alertan que el paciente con Alzheimer debe ponérsele todos los días algún tipo de música, si es de la que conoce mejor, esto lo ejercita, dándole una mayor posibilidad de que su demencia seas más lenta en el tiempo que viva con esta terrible enfermedad.

"

"En el mundo actual se está invirtiendo 5 veces más en medicamentos para la virilidad masculina y silicona para mujeres, que en la cura del Alzheimer. En algunos años, tendremos viejas de tetas grandes y viejos con el pene duro, pero ninguno de ellos se acordará para que sirven."

Drauzio Varella

Conducir, Alcohol, Tabaco Y Alzheimer

La Enfermedad de Alzheimer provoca un deterioro de la calidad de vida del enfermo y de su entorno familiar, lo que conlleva a graves dificultades de convivencia.

No es conveniente que una persona con demencia conduzca pues los reflejos son lentos por lo que daremos algunas sugerencias:

A)   Converse con el paciente amablemente sobre el problema que esto puede ocasionar si llegara a ocurrir un accidente

B)   Sugiérale tomar el transporte público, si esto es apropiado.

C)   Utilizar pulseras de identificación, por si llegara a perderse.

D)   Si no puede convencerla/o de que no conduzca, será necesario consultar con el médico y enfermera,   o con las autoridades pertinentes y de momento retirarle las llaves del automóvil.

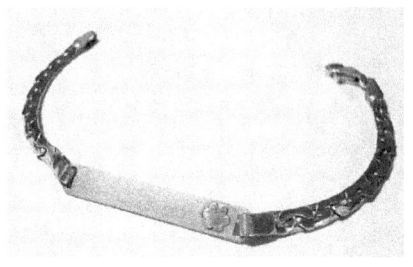

Poner el nombre en la pulsera, la condición de Alzheimer y un número de teléfono donde se puedan comunicar y si es posible una dirección.

La enfermedad de Alzheimer es una demencia irreversible, frecuentemente confundida con otro tipo de padecimientos de tipo demencial.

El diagnóstico de esta enfermedad es difícil, no se han identificado con precisión las causas que la originan y no se conoce una cura para la misma.

En algunos estudios realizados se determinó que el alcohol y el tabaco perjudican la salud de un paciente diagnosticado con Alzheimer.

Los cigarrillos son más peligrosos porque existe la posibilidad de incendio, por lo que daremos algunas sugerencias para tratar los pacientes con la enfermedad de Alzheimer:

1) Controle a la persona cuando fuma o trate de que deje de fumar con una orden del médico y de la enfermera.

2) Consulte con el médico y enfermera sobre tomar alcohol y lo peligroso que puede ser ligarlo con los medicamentos recetados.

El Vagabundeo.

Esto puede ser un problema preocupante que le toque manejar. La persona enferma puede deambular por la casa o salir a deambular por la colonia, ciudad o Estado, con el riesgo de perderse. La seguridad es lo más importante cuando el paciente con la enfermedad de Alzheimer está solo en la casa.

Recomendaciones:

A)   Cerciórese de que la residencia sea segura y que la persona esté en ella y no pueda salir sin su consentimiento.

B)   Cuando el paciente que se perdió regresa, evite demostrar el enojo, hable pausadamente con ella/o el, con mucho cariño.

C)   Conviene tener una foto actual en caso de que el paciente se pierda y usted necesite pedir ayuda a las autoridades o particulares.

"El Alzheimer es un viaje a la esencia, aunque se rompa la estructura del tiempo. Por eso es tan importante jugar a reírnos de todos los relojes del mundo"

Como cuidar un paciente con Alzheimer

Si el paciente está en condiciones, es fuerte y camina, la cocina será uno de los lugares más peligrosos de la casa:

1) Si la enfermedad todavía está en los comienzos se pueden hacer señalamientos con dibujos que le refrescaran la memoria al paciente de donde está el baño, poniendo en un dibujo el inodoro, la habitación dibujando la cama, con letras mayúsculas de esta manera identificará el objetivo con mayor facilidad y rapidez.

2) Si es posible y para mayor seguridad cerrar la cocina si hay una puerta que lo permita o crear una media puerta evitando que el paciente entre ya que puede hacerse daño o destruir la casa provocando un incendio no premeditado.

3) Utilizar vajilla y vasos irrompibles, de colores, para visualizarlos mejor.

4) Manteles anti-deslizantes.

5) Evitar el uso de escaleras.

6) Las adaptaciones en la casa deben hacerse de forma gradual y acorde a las necesidades.

7) Guardar en un lugar seguro o bajo llave los utensilios punzantes o peligrosos, cuchillos, cerillas o fósforos y tóxicos.

8) Sustituir la bañera por un plato de ducha, el suelo del baño debe ser anti-deslizante.

9) Tener un asiento para mayor comodidad al bañarse, esto evitará resbalones y caídas.

10) Quitar los pestillos o cerraduras para evitar que el paciente se encierre dentro del recinto.

11) Utilizar programadores de temperatura máxima de 37° para evitar quemaduras.

12) Guardar los productos de limpieza en un lugar seguro, sacándolos solo para la actividad del aseo.

13) Guardar los medicamentos en un armario bajo llave.

El dormitorio es uno de los lugares donde pueden ocurrir más caídas, por mala iluminación, barreras o traslados.

14) Colocar una luz cerca de la cama, a ser posible poner un piloto o bombilla de bajo voltaje o encendido que permanezca alumbrando toda la noche.

15) Si por la noche se levanta al baño, deje la luz piloto y la del cuarto de baño encendido, para que sepa el camino.

16) Señalizar mediante dibujos o palabras escritas el contenido de cajones, ejemplo: Calcetines o medias, faldas, pantalones, blusas.

17) Quitar alfombras y retirar objetos que puedan estorbar el paso, cables, zapatos.

La casa en general:

18) Los espejos se taparán cuando se sientan confusos o asustados, pues él mismo paciente no se reconocerá.

19) Los accesos y salidas son lugares peligrosos por la tendencia del paciente a la fuga e incluso por desconocimiento real del peligro que entraña, por lo cual tenemos que proceder a mantener unas medidas de seguridad extremas.

20) Colocar cerrojos o verjas de protección en las ventanas.

21) Pintar la puerta de entrada a la vivienda por dentro del mismo color que las paredes o cubrirla con una cortina evitando la salida del paciente.

22) Asegurarse de que la puerta de salida siempre este bien cerrada

Los enfermos de Alzheimer son especialmente sensibles al clima existente a su alrededor. Un entorno adaptado facilita su autonomía y hace más agradable su vida y la de sus cuidadores. A medida que la enfermedad progresa se va perdiendo la capacidad para realizar los actos más comunes de la vida diaria como son:

A)   Vestirse y arreglarse.

B)   Alimentarse.

C)   Bañarse y lavarse.

D)   Uso del retrete o inodoro.

La enfermedad hace que no se den cuenta de la necesidad de vestirse, arreglarse o les impide encontrar los vestidos o pantalones apropiados. Tendrán dificultades para ponerse la ropa y olvidarán los pasos a seguir:

E) Para ayudarles colocaremos la ropa en el orden en que deben ponérsela.

F) Sustituiremos todo lo que no sepan abrocharse por cremalleras o zíper.

G) Utilizaran zapatos cómodos que sean fáciles de poner y quitar con cierre adhesivo.

H) Cuando la enfermedad está en sus inicios, mantener el horario de comidas y sentarlos siempre en el mismo lugar.

I) Invitarles a poner y quitar la mesa, esto le dará ciertos incentivos mentales.

J) Darles los cubiertos de uno en uno para que lo pueda reconocer si es que todavía lo recuerda.

K) Permitirles que coman con la mano cuando no sepan utilizar los cubiertos.

L) Partirles la comida en trozos pequeños y si se atragantan aplastarlos o triturarlos.

M) Dejar siempre las cosas en el mismo lugar y no cambiar los colores o formas de los objetos utilizados.

N) Hacer las cosas sin prisa.

O) Respetar su intimidad cuando todavía tenga algunos momentos de lucidez.

P) La ropa debe ser fácil de quitar.

Su conducta como cuidador será, saber afrontar el problema en todo momento, esto le dará seguridad y bienestar al paciente.

Es común encontrar que quienes asumen el rol de cuidadores primarios sean las mujeres, pero también son las que con mayor frecuencia presentan este tipo de padecimiento, debido al simple hecho de que la esperanza y comodidades de vida de la mujer en todo el mundo son menores que la del hombre.

La Enfermedad de Alzheimer provoca un deterioro de la calidad de vida del enfermo y de su entorno familiar, lo que conlleva graves dificultades de convivencia para su familia y amigos.

"

"El olvido es un perdón involuntario."
Abate

Olvidos frecuentes en pacientes con Alzheimer

La Enfermedad de Alzheimer ataca las partes del cerebro que controlan el pensamiento, la memoria y el lenguaje, afectando la habilidad de las personas para recordar, razonar y comunicarse con sus semejantes.

Tenemos varias teorías sobre el olvido, algunos psicólogos dicen que el olvido se debe al cansancio en el momento de retener un dato o una información, no utilizamos las habilidades adecuadas y acabamos olvidando todo lo escuchado en ese momento.

La memoria es comparable a una gran biblioteca, en la que el cerebro es el bibliotecario y el recuerdo olvidado es un libro que no ha sido colocado correctamente. Un error que no se debe repetir, es cuando no podemos recordar un hecho que sabemos lo tenemos en la memoria almacenado, pero por comodidad desistimos sin hacer el más mínimo esfuerzo por buscarlo en nuestros archivos cerebral, dedicándonos a otras cosas.

Si tratamos de encontrar la palabra que teníamos en la punta de la lengua, comienza una secuencia de imágenes y acontecimientos pasando fugazmente por nuestra mente que en la mayoría de eventos por el esfuerzo nos vienen a la memoria cosas inconfesables que nos ayudan a mantenernos activo mentalmente, ese ejercicio es de vital importancia para evitar un Alzheimer o demencia senil en progreso.

Un ejercicio que acostumbro desarrollar para recordar hechos o palabras, es imaginar algo relacionado con esa palabra y que a la vez me sugiera algún sentimiento, puede ser de dolor, amor, asco, o felicidad, esta acción se queda memorizado en la primera oportunidad con el único esfuerzo de tener que usar la imaginación de lo que fije en mi memoria.

El sentimiento y la imaginación ligada a cada palabra en este caso, al ideograma que quiero aprender hacen un todo y se unen en mi cabeza para recordar ese símbolo que minutos antes era una situación sin sentido.

Según estudios realizados, el cerebro puede almacenar 100 billones de bits de información, mientras que una computadora apenas almacena 1,000 millones. No hay que dejarse confundir por el término almacenar, no existe nada en el cerebro comparable a una biblioteca; no hay un centro en el que estén apilados los recuerdos.

Recordar, una de las tareas más importantes del cerebro, es una función que se lleva a cabo en varias partes de este órgano, y no sólo en una de sus estructuras.

Para que perdure un recuerdo tiene que consolidarse en el cerebro y ése es un proceso que requiere repaso, repetición o estudio, generalmente, clasificación, asignarle una categoría entre elementos relacionados.

La consolidación hace que la información pase de la memoria de corto plazo a la de largo plazo y se cree que ese paso deja huella, es decir, produce una alteración en la estructura del cerebro. Los investigadores descubrieron que los recuerdos vienen en, paquetes, separados.

Cada uno tiene una duración de 125 mili-segundos, lo que significa que puede recuperar ocho recuerdos distintos por segundo. Cuando uno se siente un poco confundido, eso ocurre porque varios paquetes de recuerdos compiten en el cerebro unos contra otros, los procesos son muy rápidos para que uno pueda percatarse del cambio entre distintos recuerdos.

> *Los recuerdos vienen en paquetes, cada uno dura 125 mili-segundo, lo que significa que el cerebro recupera 8 recuerdos por segundo.*

La enfermedad es irreversible y hasta el momento no se conoce cura alguna. Se sabe que "el Alzheimer" va destruyendo poco a poco las neuronas del cerebro causando un olvido parcial y en caso total del ser humano que se siente impotente ante esta devastadora situación humana.

Los cuidadores que están bien informados pueden ayudar a mejorar la calidad de vida, tanto para ellos como para las personas que atienden.

El proceso de la enfermedad es gradual y generalmente la persona se deteriora lentamente.

Otros síntomas característicos de la enfermedad son:

A) Dificultad en la ejecución de gestos espontáneos y movimientos corporales

B) Confusión al realizar las actividades diarias

C) Abandono del cuidado personal e higiene

D) Desorientación en el tiempo y el espacio

E) Alteraciones del sueño

La Enfermedad de Alzheimer afecta a cada persona de diferente manera. Su impacto depende, en gran parte, de cómo era antes de la enfermedad, su personalidad, condición física, estilo de vida.

Cada uno vivirá el progreso de la enfermedad de manera distinta.

El avance de la enfermedad se ha dividido en etapas, las cuales sirven sólo como una guía del avance de la enfermedad, para ayudar a los cuidadores a estar alertas a problemas potenciales y permitir planear las necesidades futuras en beneficios del paciente.

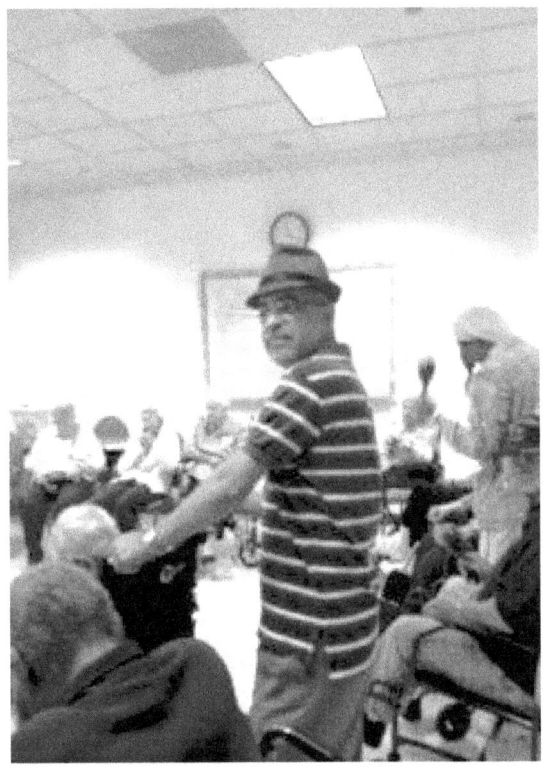

El Escritor Ángel Martínez visitando y
compartiendo en un asilo de ancianos, para
documentarse sobre la enfermedad de Alzheimer.

"

"*No vivimos para cultivar la memoria mirando hacia atrás. Creo que el ser humano tiene que saber cicatrizar sus heridas y caminar en la perspectiva del futuro, pues no podemos vivir esclavizados por las cuentas pendientes de la vida.*"
José Mújica

Los primeros estudios en pacientes

En la medida que la enfermedad de Alzheimer ha ido adquiriendo mayor importancia, se ha generado también interés en su historia médica y en el origen del acontecimiento. Como en el año 1992 y 1997 se logró recuperar las preparaciones histológicas originales de Auguste D. y Johann F., los primeros dos pacientes estudiados y descritos por el Doctor Alzheimer, se han podido revaluar aspectos neuropatológicos y clínicos reseñados hace casi 100 años.

En el estudio del caso de Auguste D., cuyas notas clínicas fueron descubiertas recientemente por Maurer y colaboradores en un instituto de la Universidad de Frankfurt Alemania, se destaca que la paciente no comprendía el mundo alrededor de ella, tenía alucinaciones, estaba desorientada, paranoica y hablaba con dificultad. Sus primeros síntomas habían sido perturbadores, sentimientos, celo típicos hacia su marido.

El Doctor Alzheimer la evaluó prolijamente y siempre la acompañó en su progresión, a la distancia desde Munich.

Sin embargo, en la publicación clásica del año 1907 en que se daba cuenta de esta primera paciente, no se consignó mayor información biográfica y sí se describieron con detalles todas las anormalidades histopatológicas.

En forma sorprendente y después de una búsqueda de años, el neuropatólogo M. Graeber del Instituto Max Planck de Neurobiología en Martinsried logró descubrir además, en un subterráneo de la Universidad de Munich, más de 250 laminillas con las preparaciones histológicas del cerebro original de Auguste D, lo que ha permitido resolver incluso algunas controversias con respecto al tipo de lesiones detectadas y en consecuencia acerca de la causa específica de su demencia.

Amaducci y cols especularon que esta paciente habría sido afectada por una leucodistrofia metacromática.

El Doctor, O'Brien lanzo la hipótesis de que podría haber sido calificada como portadora de una demencia vascular. Pero, de acuerdo al re análisis de Graeber, no se encontraron alteraciones significativas de la vasculatura ni cambios compatibles con leucodistrofia metacromática. En realidad, había numerosas placas amiloídeas, o foco miliar.

Como lo llamó luego el Doctor Alzheimer, especialmente visibles en las capas corticales superiores y una importante formación de ovillos neurofibrilares, descritos por primera vez en un cerebro, lo que representaba un caso típico de la enfermedad. Estas preparaciones histológicas no incluyeron hipocampo ni región entorrinal. Además, se extrajo "ADN" y con técnica "PCR", se logró determinar el genotipo "APOE", que resultó ser epsilon 3/3, es decir, tenía menos predisposición para desarrollar la enfermedad.

En él años 1911, el Doctor Alzheimer publicó detalladamente el caso de un hombre de 56 años de edad, Johann F. quien sufrió de, demencia presenil y que estuvo hospitalizado en la clínica psiquiátrica de Kraepelin en Munich por más de 3 años, antes de fallecer el 3 de Octubre del año 1910. El examen post-mortem del cerebro del enfermo reveló numerosas placas amiloideas pero no ovillos neurofibrilares en la corteza, lo que correspondería al subgrupo minoritario de enfermedad de Alzheimer denominado tipo sólo placas.

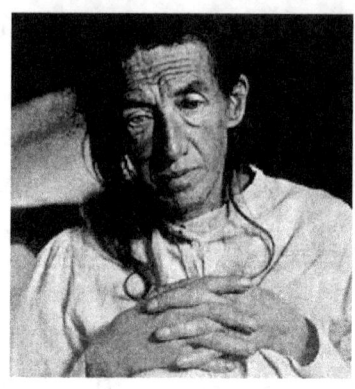

Auguste D., paciente en la que el Doctor Alzheimer identificó por primera vez los síntomas de la enfermedad que llevaría su nombre.

Información de una enfermedad mortal

El bien y el mal deben caminar juntos, así cuando te encuentres con ambos tendrás la oportunidad de elegir el que tu corazón quiera conservar.

En la actualidad hay más de 40.000.000 millones de personas afectadas por algún tipo de demencia o Alzheimer en todo el mundo, de las cuales más de 8.000.000, millones se encuentran en Europa. En España padecen la enfermedad de Alzheimer más de 800.000 personas.

El principal factor de riesgo para padecer la enfermedad de Alzheimer es la edad avanzada, si bien la causa primera se desconoce en la mayoría de los casos. El Alzheimer, es una enfermedad que no entiende de etnia o lugar de procedencia. Cada persona experimenta la enfermedad de una manera particular, pero el resultado es el mismo para todos ellos: Incapacidad para cuidar de sí mismos y necesidad de ayuda y asistencia en todos los aspectos de la vida.

Tenemos un estimado hasta el año 2050 donde habrá una población de más de 50.000.000, millones con la enfermedad mencionada, cosa que no compartimos si vemos el avance que lleva la enfermedad en estos momentos, año 20012.

Si tomamos como ejemplo alguno de los países del área, vemos que, México se estima que el 6% de las personas mayores de 60 años sufren de la Enfermedad de Alzheimer o de algún tipo de demencia, es decir, aproximadamente 500.000 mil. Solamente en el Distrito Federal la capital Mexicana, se estima que hay 41.000 mil personas con esta enfermedad; cantidad que aumentará proporcionalmente con el incremento en la población adulta o mayor, ya que la edad avanzada constituye uno de los principales factores de riesgo para la aparición de la enfermedad de Alzheimer.

Hay que estar alerta porque se puede padecer de la terrible enfermedad de, Alzheimer desconociéndolo tanto usted como sus familiares más cercanos.

Si al envejecer se van olvidando los compromisos del día, cómo calcular, escribir, usar cubiertos, bañarse o vestirse, puede ser un enfermo de Alzheimer en potencia. Esta enfermedad se caracteriza por la pérdida de la memoria y de habilidades aprendidas, que llevan a depender de otra persona, así como cambios de conducta y comportamiento.

No toda pérdida de la memoria es Alzheimer, pero cuando ese olvido es progresivo e involucra el desenvolvimiento diario de la persona, es el momento de ir a un médico. Actualmente, se está invirtiendo cinco veces más en medicamentos para la virilidad masculina y silicona para mujeres, que en la cura del Alzheimer. De seguir así, en el futuro próximo habrá mujeres con pechos más grandes y ancianos con miembros duros, pero ninguno de ellos recordará para qué sirven.

La enfermedad suele tener una duración media aproximada después del diagnóstico de 10 años, aunque esto puede variar en proporción directa con la severidad de la enfermedad al momento del diagnóstico.

Los síntomas de la enfermedad como una entidad nosológica definida fueron identificados por Emil Kraepelin mientras que la neuropatología característica fue observada por primera vez por Alois Alzheimer en el año 1906.

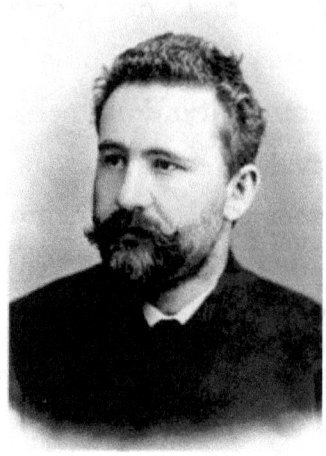

Doctor: Emile Kraepelin "1856-1926"

El Doctor Emile Kraepelin fue quien identifico los síntomas de la enfermedad de Alzheimer como una entidad nosológica definida.

El descubrimiento de la enfermedad de Alzheimer fue obra de ambos psiquiatras que trabajaban en el mismo laboratorio. Sin embargo, dada la gran importancia que Kraepelin daba a encontrar la base neuropatológica de los desórdenes psiquiátricos, decidió nombrar la enfermedad Alzheimer en honor a su compañero.

Esta enfermedad "Alzheimer" cuenta con unos 100 años de historia, fue descubierta en noviembre del año 1901 cuando una paciente de: Frankfurt en Alemania, de unos 51 años, llamada: Augusta D. Llego al hospital con un cuadro clínico de 5 años de evolución. La paciente había sufrido una rápida y progresiva pérdida de memoria acompañada de alucinaciones y desorientación, trastornos de la conducta y un grave problema en su lenguaje, fue estudiada por el Doctor Alois Alzheimer y otros médicos anónimos, la mujer falleció el 8 de Abril del año 1906 por una septicemia y neumonía.

Por disposición de sus familiares el cerebro de la paciente fue enviado al Doctor Alzheimer para que lo estudiara, determinando este el día 4 de Noviembre del año 1906 que tenía placas seniles, ovillos neurofibrilares y cambios arterioescleróticos cerebrales. El trabajo del Doctor Alzheimer se publicó el año siguiente con el título:

"Una enfermedad grave característica de la corteza cerebral"

La denominación del cuadro clínico como enfermedad de Alzheimer fue introducida por el Doctor: Kraepelin en la octava edición de su:

"Manual de psiquiatría"

Este acontecimiento sucedió en el año 1910. El Doctor Alzheimer describió su segundo caso en el año 1911 fecha en la que también aparece una revisión publicada por el Doctor: Fuller con 13 pacientes diagnosticados con la enfermedad de Alzheimer con edad promedio de 50 años, que tenían el mal hacia unos 7 años aproximadamente.

Las lesiones del cerebro de Augusta D. Fue estudiado nuevamente, publicando los resultados en el año 1998 en la revista "Neurogenetics" en el examen no se encontró lesiones microscópicas vasculares, existiendo solamente placas amiloideas y ovillos neurofibrilares, lesiones esta última descrita por primera vez por el Doctor Alzheimer en este cerebro.

Otro de los puntos de importancia que arrojo este estudio fue que el Alzheimer es hereditario entre el 90-95% de los casos, hay otros análisis que lo sitúan entre el 1% al 5% con familiares del paciente. La edad frecuente es a partir de los 60 a 65 años a partir de los cuales el riesgo se duplica cada 5 años, creando una versión de que el factor de envejecimiento es de mucha importancia para la enfermedad de Alzheimer desarrollarse.

No podemos olvidar que en los últimos años el Alzheimer aparece cada vez en personas más jóvenes.

Antes se les diagnosticaba una simple depresión. Ahora los Doctores saben que la demencia puede aparecer con 50, años e incluso en los cuarenta. Hemos estado con varios pacientes que sufren Alzheimer a una edad muy temprana.

En personas jóvenes la enfermedad avanza mucho más rápido que en ancianos. Cuanta más actividad cerebral, más deterioro, la enfermedad anula los sentimientos del paciente. Los que realmente sufren, suelen ser las personas más cercanas, las parejas, hijos o amigos. Existen evidencias de personas con un riesgo mayor de sufrir Alzheimer según sus rasgos de personalidad y hábitos de vida. Estas personas se caracterizan por tener vidas rutinarias poco interés por la cultura, escasos hábitos de lectura, escasas aficiones, ausencia de curiosidad.

También existen técnicas de detección tempranas tan simples como el recuerdo libre que consiste en leer una lista de palabras para después evocarlas en voz alta. Problemas severos en la realización de esta prueba denotan de forma muy fiable la aparición de la demencia.

Otras de las causas que revelaron algunos estudios que pueden acelerar la enfermedad de Alzheimer son las comidas rica en grasas, fumar o masticar tabasco, algunos de estos factores pueden prevenirse con dietas o dejándolo de hacer para mantener el peso y evitar complicaciones de futuras enfermedades.

A medida que progresa la enfermedad, aparecen confusión mental, irritabilidad y agresión, cambios del humor, trastornos del lenguaje, pérdida de la memoria de largo plazo y una predisposición a aislarse a medida que los sentidos del paciente declinan. Gradualmente se pierden las funciones biológicas que finalmente conllevan a la muerte. El pronóstico para cada individuo es difícil de determinar.

El promedio general es de 7 años, menos del 3% de los pacientes viven por más de 14 años posteriores al diagnóstico. La causa permanece desconocida. Las investigaciones suelen asociar la enfermedad a la aparición de placas seniles y ovillos neurofibrilares. Los tratamientos actuales ofrecen moderados beneficios sintomáticos, pero no hay tratamiento que retarde o detenga el progreso de la enfermedad.

Para la prevención del Alzheimer se han sugerido un número variado de hábitos conductuales, pero no hay evidencias publicadas que destaquen los beneficios de esas recomendaciones, incluyendo estimulación mental y dieta balanceada.

El papel que juega el cuidador del sujeto con Alzheimer es fundamental, aun cuando las presiones y demanda física de esos cuidados pueden llegar a ser una gran carga personal. Durante la mayor parte del siglo XX, el diagnóstico de la enfermedad de Alzheimer era reservada para las personas entre las edades de 45 y 65 años con síntomas de demencia.

La terminología ha cambiado desde el año 1977 cuando, en una conferencia sobre la problemática del Alzheimer, se llegó a la conclusión de que las manifestaciones clínicas y patológicas de la demencia presenil y senil eran casi idénticas, aunque los autores también agregaron que ello no descarta la posibilidad que tuviesen causas diferentes.

Esto, a la larga, conllevó a que se haga el diagnóstico de la enfermedad de Alzheimer independientemente de la edad. El término demencia senil del tipo Alzheimer fue empleado durante un tiempo para describir al trastorno en aquellos mayores de 65 años, mientras que la enfermedad clásica de Alzheimer se reservaba para los de edades menores.

Finalmente, el término enfermedad de Alzheimer fue aprobado oficialmente en la nomenclatura médica para describir a individuos de todas las edades con un patrón de síntomas característicos.

Con el tiempo el paciente cae en un estado de imposibilidad de autosuficiencia para cuidar de sí mismo, por lo que los cuidados por terceros son una medida vital para esa deficiencia y deben ser abordados cuidadosamente durante el curso de la enfermedad. La gran mayoría de los pacientes de esta enfermedad tienen o han tenido algún familiar con dicha enfermedad. También hay que decir que una pequeña representación de los pacientes de Alzheimer es debido a una generación autosoma dominante, haciendo que la enfermedad aparezca de forma temprana.

Aunque la mayoría de los casos de Alzheimer no se deben a una herencia familiar, ciertos genes actúan como factores de riesgo.

Los síntomas en esta fase inicial van desde una simple e insignificante, pero a veces recurrente, pérdida de memoria, como la dificultad en orientarse uno mismo en lugares como calles, al estar conduciendo el automóvil, hasta una constante y más persuasiva pérdida de la memoria presentando dificultades al interactuar en áreas de índole familiar como el vecindario donde el individuo habita.

Además de la recurrente pérdida de la memoria, una pequeña porción de los pacientes presenta dificultades para el lenguaje.

En esta etapa es frecuente que la persona se desoriente en la calle y llegue a perderse, por lo que se recomienda tomar precauciones:

A) Colocando en su muñeca una pulsera con un número de teléfono de contacto.

B) Avisar a conocidos de la situación para que alerten a la familia en caso de encontrar al enfermo de Alzheimer deambulando.

C) Usando un localizador "GPS" para personas con Alzheimer, para que la familia siempre pueda saber dónde está.

En los inicio de la enfermedad, pueden manifestarse cambios de conducta como, por ejemplo, arranques violentos incluso en personas que jamás han presentado este tipo de comportamiento.

La enfermedad trae deterioro de masa muscular perdiéndose la movilidad, lo que lleva al enfermo a un estado de coma, la incapacidad de alimentarse a sí mismo, junto a la incontinencia, en aquellos casos que la muerte no haya llegado aún por causas externas, infecciones por úlceras o neumonía.

El lenguaje se torna severamente desorganizado llegándose a perder completamente. Se conserva la capacidad de recibir y enviar señales emocionales. Los pacientes no podrán realizar ni las tareas más sencillas por sí mismos y requerirán constante supervisión, quedando así completamente dependientes. Puede aún estar presente cierta agresividad, aunque es más frecuente ver extrema apatía y agotamiento.

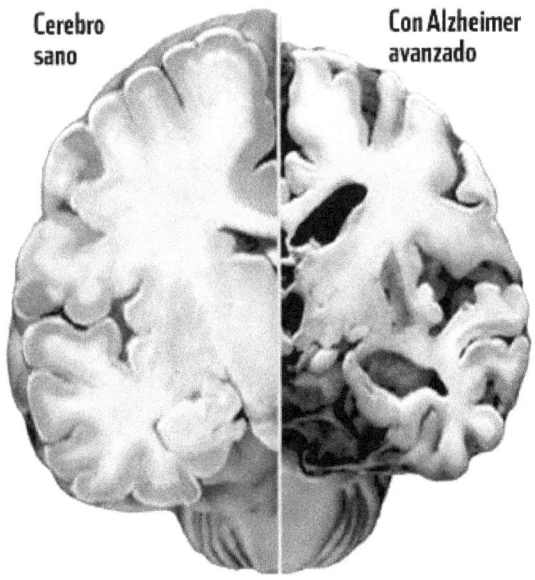

Comparación entre un cerebro normal y un cerebro afectado de Alzheimer

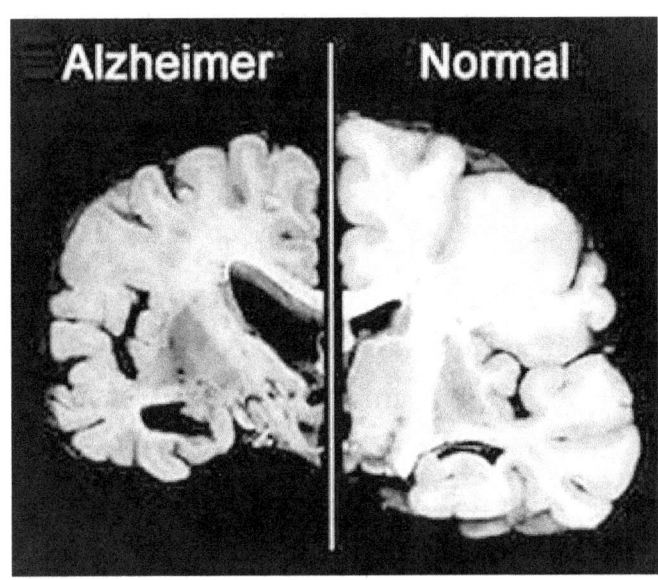

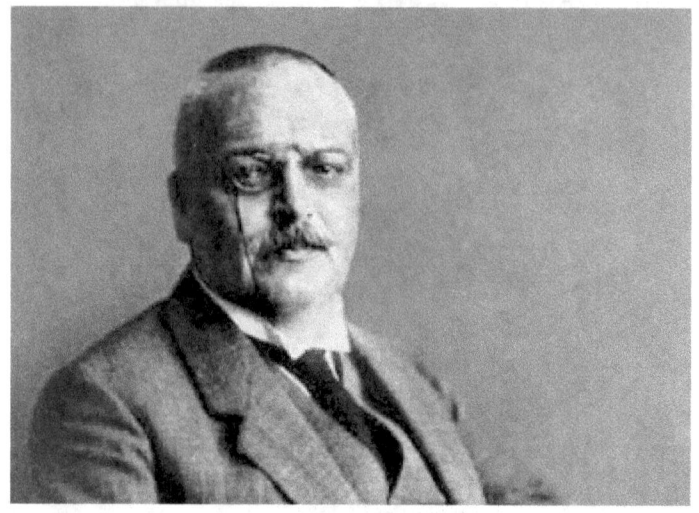

Dr. Alois Alzheimer

¿Quién fue el Doctor Alois Alzheimer?

El Doctor Alois Alzheimer nació en la mañana del 14 de Junio del año 1864 en su casa de Ochsenfurter Strasse 15a, en Marktbreit, un tranquilo Pueblo vinícola muy cerca de Wurzburg, una ciudad importante en el centro de Alemania. Su casa natal, puede ser visitada pues hoy está convertida en un pequeño museo y propiedad de la compañía farmacéutica Lilly.

Alois tuvo dos hermanos, Karl y Johanna. Comenzó su educación en el propio pueblo donde vivía, completándola en Aschaffenburg en el año 1883, donde su certificado final reportaba un conocimiento superior en ciencias naturales.

Estudió medicina en Berlín, Tubingen y Wurzburg. En Berlín asistió a clases de anatomía dictadas por Wilhelm Waldeyer-Hartz, el patólogo que posteriormente acuñaría el término "Neurona". Egresó de Wurzburg obteniendo su grado médico en el año 1888 en la Julius-Maximilians-Universität, con una tesis Doctoral titulada: "Glándulas ceruminosas del oído" que escribió bajo supervisión del fisiólogo e histólogo suizo Rudolf Albert von Kolliker, lo que le permitió a su vez procesar sus primeras láminas histológicas.

En Diciembre del año 1888, Alois Alzheimer comenzó su carrera profesional como médico asistente en el Hospital Municipal de Lunáticos y Epilépticos en Frankfurt am Main, establecimiento inaugurado en el año 1864 y que estaba bajo la dirección de Emil Sioli.

Aquí comenzó su educación en psiquiatría y surgió su posterior interés en neuropatología. Por una coincidencia afortunada, al año siguiente se integró a trabajar al mismo asilo el distinguido neurólogo Franz Nissl, quien posteriormente emigraría a una posición de jefatura en Heidelberg.

Nissl y Alzheimer se embarcaron juntos en una extensiva investigación de la patología del sistema nervioso, estudiando en particular la anatomía patológica y normal de la corteza cerebral, trabajo que dio origen a un tratado de seis volúmenes denominado "Estudios Histológicos e Histopatológicos de la Corteza Cerebral", publicado entre el año 1906 y 1918.

Alzheimer concentró sus esfuerzos sobre el material morfológico de los pacientes, mientras que el Doctor Nissl desarrollaba estudios experimentales sobre reacción de las células nerviosas a la sección de sus axones.

Probablemente Nissl fue el más innovador de los dos, pero su imaginativo entusiasmo fue complementado por la capacidad deductiva de Alzheimer, quien además ya poseía una avanzada técnica para histología experimental.

En Abril del año 1894, Alois Alzheimer se casó con la viuda Cecilie Simonette Nathalie Geisenheimer, con quien tuvo 3 hijos, un hombre y dos niñas.

Su hija Gertrudis se casó posteriormente con Georg Stertz, médico polaco que llegó a ser jefe de psiquiatría en Munich.

Se ha dicho que Alzheimer asistió médicamente al primer esposo de Cecilie, quien era un adinerado banquero que padecía de sífilis y a su vez paciente del connotado Wilhelm Heinrich Erb; con el patrimonio heredado, Alzheimer dispuso de suficiente autonomía económica para financiar sus textos y publicaciones.

Además de su gran contribución a la neuropatología y neurobiología del envejecimiento su trabajo como investigador incluyó artículos en otros tópicos, como parálisis progresiva luética, arterioesclerosis del cerebro, alcoholismo y epilepsia. Fue un renombrado psiquiatra forense de la época

Cuando nos referimos al término "Enfermedad de Alzheimer" éste se origina en el registro del caso de una paciente de 51 años de edad llamada: Auguste D, quien había sido ingresada al hospital de Frankfurt "Alemania" el 25 de Noviembre del año 1901, con signos de demencia. El propio Alzheimer examinó a la paciente y de su puño y letra escribió lo siguiente:

Ella permanece sentada en la cama con expresión de impotencia. Le pregunto:

-¿Cuál es su nombre?

-Auguste.

-¿Y su apellido?

-Auguste.

-¿Y el nombre de su esposo?

-Auguste, yo pienso.

-¿El de su marido?

-Ah, ¡Mi marido!

Ella mira como si no comprendiera la pregunta, según los apuntes del Doctor Alzheimer quien seguido preguntando a la paciente:

-¿Está usted casada?

-Con Auguste.

-¿Señora. D.?

-Sí, con Auguste D.

En él año 1903 Alois Alzheimer dejó Frankfurt en Alemania. Después de una corta estadía en Heidelberg, se trasladó a Munich para continuar sus actividades médicas y científicas en la Clínica Psiquiátrica Real, siguiendo a su director Emil Kraepelin, una de las mayores personalidades de la psiquiatría biológica Alemana. Cuando Auguste D. falleció en abril de 1906, a causa de una septicemia derivada de úlceras de decúbito, su cerebro le fue enviado al Doctor. Alzheimer desde Frankfurt por E. Sioli. Bajo su supervisión, el Laboratorio Anatómico establecido en la clínica de Munich Alemania.

Este centro llego a ser el líder de las investigaciones histopatológica, contando entre sus estudiantes con grandes médicos y científicos, como Hans-Gerhard Creutzfeldt, Alfons Jakob, Constantin von Economo, Ludwig Merzbacher, Gaetano Perusini y F.H. Lewy, entre otros.

Con ocasión del 37° Encuentro de Psiquiatras del sureste de Alemania sostenido en Tubingen el 3 de Noviembre del año 1906, el Doctor Alois. Alzheimer reportó en forma oral el caso de su paciente. El título de su presentación fue:

"Una enfermedad característica del córtex cerebral"

La descripción neuropatológica completa fue publicada al año siguiente en Allgem Z Psychiatr Psych-Gerich Med. Posteriormente, quien le dio el nombre de Enfermedad de Alzheimer a esta nueva entidad clínica y patológica fue Emil Kraepelin, quien asignó este término a la demencia presenil en la octava edición, del año 1910, de su texto Psychiatrie: Ein Lehrbuch fur Studierende und Artze.

El 16 de Julio del año 1912, el Doctor Alois. Alzheimer fue nombrado Director de la Clínica de Psiquiatría y Neurología en la Universidad Silesian Friedrich-Wilhelm en Breslau "Wroclaw", Polonia, por un decreto firmado por el Emperador Guillermo II de Prusia. En su viaje a Wroclaw, el Doctor Alois. Alzheimer contrajo una tonsilitis que se complicó con artritis y nefritis y desde entonces nunca recuperó bien su salud. Desde Octubre del año 1915 hacia adelante, el Doctor Alzheimer comenzó a permanecer más en cama hasta que finalmente falleció víctima de una endocarditis reumática e insuficiencia renal el 19 de Diciembre del año 1915, en Breslau, a la edad de 51 años. Hoy sus restos descansan en el cementerio principal de Frankfurt am Main, "Alemania" junto a su esposa quien ya había sido sepultada allí el 28 de Febrero del año 1901.

Higiene Personal

Una buena higiene hace sentir mejor al paciente brindándole bienestar e imagen placentera.

Una de las cosas que el paciente de Alzheimer acostumbra presentar en la primera fase de su enfermedad es, no querer bañarse, cepillarse y todo lo que tenga que ver con la higiene personal, por lo que es bueno mantener la limpieza del paciente con sumo interés. Es necesario para prevenir complicaciones físicas como: Irritaciones, heridas, infecciones, alteraciones de la autoestima, trastornos de conducta como agresividad, negación, rechazo, disminución de la participación de actividades y aislamiento social.

La persona con la enfermedad de Alzheimer puede olvidarse del baño, considerarlo no necesario o haberse olvidado de cómo hacerlo. En esta situación es importante respetar la dignidad de la persona al ofrecerle ayuda.

El baño o ducha debe ser una actividad placentera, teniendo especial cuidado con la temperatura del agua. Siempre que sea posible deje que el enfermo se lave, peine o afeite solo, proporcionándole el tiempo necesario, sin perderlo de vista. Explique los pasos a seguir guiándole con ligera ayuda.

En el cuidado con el paciente debemos dejar el lavado del cabello para último esto evita agitación y nerviosismo en el enfermo, Se requiere el cepillado de los dientes y de la lengua con un cepillo suave o una esponjas especial que se usa para estos fines, después de cada comida y antes de ir a dormir. En el caso de la dentadura postiza, debe limpiarse como mínimo una vez al día, con un cepillo de fibras duras y guardarla en un vaso de agua que se cambiará diariamente.

En nuestro caso, con los cuidados que le estábamos dando a nuestro paciente "Gloria" preferimos quitarle definitivamente la dentadura, porque cada vez que se las poníamos la desaparecía, escondiéndola de una manera que jamás la encontrábamos o se las daba al perro quien en varias ocasiones apareció en medio de la sala con los dientes de la anciana en la boca, saliendo todos los presentes corriendo detrás del animal, tratando de quitarle los dientes de Gloria a su amigo el perro "Spike", que no quería soltar tan rico manjar que le había dado su amiga inseparable, "La Vieja".

Hay que tener mucha cuenta cuando esté secando al paciente después de terminar el baño, ya que por la poca cantidad de líquido que este tipo de paciente ingiere, se les hacen pliegues, en pies, manos y casi en la mayor parte de su cuerpo.

Se dificulta que tomen agua por no encontrar en ella ningún sabor, queriendo solo tomar sodas y jugos. El líquido es necesario sin importar cuál sea, jugos, sodas, esto hace que el paciente tenga una circulación en sus intestinos dándole elasticidad que le permitirá ir al baño todos los días, impidiendo el estreñimiento continuo, cosa que le puede causar la muerte. Estas son las recomendaciones:

a) Mantenga la rutina anterior del aseo de las personas en todo lo que sea posible.

b) Trate de que el baño sea un momento de placer y relajamiento.

c) Una regadera puede ser más sencillo que un baño de tina, pero si no estaba acostumbrado a la regadera puede resultarle molesto o asustarle.

d) Simplifique la tarea lo más posible.

e) Si se resiste al baño, pruebe más tarde cuando esté de buen humor.

f) Permita que el paciente se maneje solo el mayor tiempo posible.

g) Si el paciente se siente incómodo, puede ser útil no desnudarlo totalmente. Hacerlo por partes.

h) Tenga en mente la seguridad. Algo firme para agarrarse, alfombras anti-deslizantes, una silla extra.

i) Si el baño es motivo de conflictos, puede asearlo de pie con toallas húmedas, destacando que el paciente no queda tan limpio como cuando se le da el baño debajo de la ducha.

j) Si en esta tarea siempre tiene problemas, consiga a otra persona para que lo haga junto a usted.

El estreñimiento

El estreñimiento no es una enfermedad, es un trastorno digestivo, una de las situaciones más traumáticas que se me presento en el cuidado a Gloria fue cuando tenía 17 días sin ir al baño a evacuar, comenzó a presentar dolor en el vientre, temiendo que esto la fuera a matar consultamos con un medico amigo que nos dijo que les diéramos un vaso de agua y que si la rechazaba le suministráramos cualquier líquido que ella asimilara o le gustara tomar, para que luego la sentáramos en el inodoro dejándola en ese lugar por un buen rato, buscando que hiciera sus necesidades espontáneamente. Estos trastornos ocurren en los pacientes con Alzheimer por:

A)   La inmovilidad, la falta de ejercicio físico.

B)   Se debe aumentar y programar una actividad física

C)   En caso necesario poner enemas con regularidad o utilizar fármacos que ablanden las heces, consulte al médico.

D)   Forzar que el paciente tome líquidos, no importa cual, lo que le guste.

Se le dio agua cosa que aguanto en la boca sin tragarla, haciendo un buche que no había forma humana de que se lo tragara, se le amenazo, forzándola abriéndole la boca, no hay nada que haga cambiar de parecer un paciente de Alzheimer cuando dice que no quiere hacer una cosa. Cámbianos de táctica ya que nos dimos cuenta que por la mala o forzándola tendríamos que abrirla o forzarla para que tragara, cosa no aconsejable en estos casos. Se le dio jugo después que la dejamos un tiempo prudente para que se calmara un poco.

Se lo dimos a probar, puso una cara de disgusto pero inicio tomando un poquito, esto dio resultados comenzando a pujar para iniciar su evacuación, pero como tenía varios días sin hacer sus necesidades, forzó la situación y un pedazo de materia fecal quedo atorado en su ano sin posibilidad de que saliera voluntariamente. Martin su hijo mayor que nos visitaba esa semana nos ayudó con aquella titánica labor de sacarle el pedazo de mierda o materia fecal dura que no quería salir del cuerpo de nuestro paciente.

Eran las 11:00 de la noche y el baño de mi casa parecía una junta de vecinos en discusión de qué hacer con la anciana sentada en el sanitario media desnuda diciendo que le dolía el culo.

Todos hablábamos a la vez, unos le decían a nuestro paciente:

-¡Puja!, ¡puja!, ¡puja!

La anciana contesto en varias ocasiones diciendo:

-¿Qué empuje, a quién?

-Noooo, que puje, bótalo.

¿Dónde lo boto?

El paciente definitivamente no comprende lo que está pasando, es una de la crueldad de esta terrible enfermedad llamada Alzheimer.

Tomamos una decisión de llamar un anciano, medico retirado, que es muy amigo de la familia para preguntarle que podíamos hacer en esta difícil situación, el medico nos dijo:

-Cojan un guante y pónganselo en la mano y con un dedo, métanlo por el ano y sacan toda la materia fecal que este obstruyendo el conducto.

-¿No hay otra forma más sencilla Doctor?

-Si quieren otra forma más sencilla, busquen una cucharita pequeña y úsenla como pala, entrándola en el ano y sacando todo lo que este, que le parezca mierda.

Nos decidimos por usar la cuchara la que tome para hacer aquel difícil trabajo de sacar lo que jamás pensé haría en mi vida. Aquello tenía un olor inconfundible, el trabajo de sacar mierda de un culo de una anciana de 84 años no es nada agradable ya que no tenía mascara para protegerme la nariz en ese momento, pero había que hacerlo porque no podíamos dejarla con aquel trozo de mierda seca a medio salir del culo.

Los gritos y el forcejeo de la paciente era otro aterrador problema que nos hacía perder la concentración de lo que estábamos realizando en ese momento. Después de aquel maratónico trabajo en el que uno queda traumatizado por los acontecimientos ocurrido, cosa no habitual en el círculo familiar, nos damos cuenta que tratar este tipo de paciente no es tarea fácil.

Las personas mayores o paciente con Alzheimer tienden a olvidar con facilidad, porque unos minutos después de terminar con la operación de sacar lo que estaba atorado en el ano de Gloria. Esta comenzó a decirles a las personas que venían a visitarla que le dolía el culo porque yo le había sacado un pedazo de mierda seca que no quería salir.

Se le grabo aquella cinta en su mente, durándole varios días repitiendo este acontecimiento cada vez que alguien llegaba a la casa, poniéndonos en situaciones delicadas donde teníamos que dar una extensa explicación de lo que el paciente quería decir sobre este lamentable acontecimiento.

Para evitar el estreñimiento debes llevar una dieta amplía en Fibras, puedes batirla dándosela como un jugo al paciente que se recuperara con mucha facilidad.

El Vómito

El Vomito es una expulsión del contenido estomacal debido a una contracción de los músculos del estomago. Algunas de las causas del Vomito podemos nombrarla como:

1) Comer demasiado
2) Tomar en exceso alcohol
3) Estar embarazada
4) Por migrañas
5) Por Infecciones
6) Fiebre
7) Malestar estomacal
8) Virus estomacal
9) Intoxicación
10) Gastritis aguda

11) Obstrucción intestinal

12) Ulceras

13) Cáncer Estomacal

14) Cólera

Por los trastornos que tienen los pacientes con la enfermedad de Alzheimer en ocasiones se le dificulta tomar sus medicamentos en píldoras por lo que hay que tener una trituradora que convierta en polvo esos medicamentos duros porque pueden causarle vomito cuando lo están tomando

Le tenia mucho temor a que una persona Vomitara en mi presencia pero un fuerte virus que pensamos materia a Gloria me curo totalmente de mi miedo y descomposición cuando veía a alguien vomitando

Una tarde corrí hacia la cama de mi paciente por las llamadas de auxilio que esta hacia, sin saber que tenía me senté al borde de la cama para preguntarle:

-¿Qué te pasa?

-Creo que estoy muriendo.

-¿Te duele algo?

No termine de hacer la pregunta cuando mi cara quedo llena de un chorro de vomito que fue directo hacia mi boca, ojos y frente ya que para infundir mayor impacto cuando le hablaba me acercaba a su cara lo mas que podía por recomendación de un especialista que me había dicho tal cosa. Mi reacción fue automática viéndome vomitando junto a mi paciente como una mujer embarazada de mellizos o gemelos.

Después de aquel acontecimiento quede curado con el pánico que tenia cuando alguien vomitaba donde estuviera. Había que tomar acción, limpiarme y asearla porque la vida tenia que continuar.

Las caídas y alimentación

Vigile el peso y la alimentación del paciente. Las necesidades energéticas se incrementan con la progresión de la enfermedad.

En el transcurso de una demencia pueden aparecer trastornos de conducta que en ocasiones pueden hacer que la convivencia familiar resulte difícil y a veces imposible.

Esta parte de un paciente con Alzheimer es muy delicada, en algunas circunstancia los directivos de algunas instituciones de ayuda envían una persona para que bañe el paciente negándose estos a pararlo de la cama, pasándole una esponja por el cuerpo, limpiando el sudor o las suciedad que tengan, ya que no le está permitido llevarlo al baño para ponerlo debajo de la ducha, echándole suficiente agua donde quedarían bien bañado.

Esta prevención las tienen los trabajadores sociales que ayudan con los cuidados que se le suministra al paciente de Alzheimer en algunos países, evitando que se le caiga en la bañera lo que significaría un tremendo problema para la institución que da el servicio porque se puede enfrentar a una demanda.

Esto perjudica al paciente porque pasándole una esponja no queda bien limpio, cosa que sucediera si se le estregara con jabón echándole suficiente agua al cuerpo del paciente que se sentiría cómodo y feliz por el bienestar que da cuando el agua recorre el cuerpo de una persona limpiando todo su cuerpo.

Una tarde Gloria caminaba después de salir del baño, en esta ocasión ya estaba perdiendo el balance, todo lucia normal hasta que escuchamos el fuerte estruendo cuando el cuerpo de nuestro paciente cayó como un trueno en el borde de la puerta, entre la habitación y el baño. Callo de espalda dándose un golpe en la parte trasera del cráneo.

La sangre corría como agua por todo el pasillo, se llamó los paramédicos, los que se llevaron el paciente teniendo que ponerle un suero con un fuerte calmante, lo que la tranquilizo un poco, dejándola noqueada por un tiempo prudente. Salí en dirección hacia el centro medico donde la habían llevado, cuando estuve buscándola en la habitación del hospital pasaba por el pasillo donde escuche una enfermera decir:

-Hay una vieja que está muy inquieta, dame una correa para amarrarla de la cama

-Sí, eso es lo que hay que hacer cuando están intranquila, amárrala.

Dijo su compañera de trabajo. Determine que los hospitales de los Estados Unidos no están en condiciones de atender, pacientes con la enfermedad de Alzheimer, por el poco entrenamiento que tienen el personal de los centro médicos americanos. No conocen que estos pacientes debe dárseles otro tipo de tratamiento que no sea el agresivo que estos hospitales acostumbrar suministrar a cualquier paciente que llega en busca de salud por lo que recomiendo que nunca lo deje solo en las manos de las enfermeras del hospital porque es posible que su paciente no tenga el trato mas amable requerido en esos momentos.

Otros de los puntos que tenemos que tener en cuenta las personas que tenemos familiares con la enfermedad de Alzheimer cuando lo llevamos al hospital es, que el personal desconoce cuál es el trato que debe darle al paciente, le traen la comida y se la ponen en la mesita de la habitación. Si no tienen un familiar que esté presente, el paciente se quedara sin comer ya que en la mayoría de los casos se le olvida tomar los cubiertos o cuchara, teniendo que dársele la comida con mucho esfuerzo y paciencia para que la ingieran.

Como quien recoge los platos es otra persona, esta entra a la habitación y toma todo lo que encuentre encima de la mesa, haya comido o no. Como el paciente desconoce el cubierto o la cuchara hay ocasiones que este mete las manos en la comida con un instinto natural recordando levemente que tiene hambre, tomando los alimentos con sus manos. Si esto sucede debe dejarlo que coma con las manos o sus dedos, indicando que lo haga con cuidado y mucha paciencia.

Para crear las condiciones donde el paciente se alimenta, el ambiente debe ser tranquilo, sin estímulos externos, radio o televisión encendida para evitar que se distraiga. Si no quiere comer cosa que sucede en la mayoría de los casos no debe obligarlo por la fuerza, utilice estrategias de distracción con tono tranquilo y suave, póngase enfrente para que pueda imitar sus mismos movimientos. Cuando el Alzheimer está avanzado si el paciente se niega o no es capaz de masticar, lo más indicado es la alimentación triturada en una batidora, haciéndola como una compota o puré. Hay que tener amor o sacar mucha paciencia dándole con una jeringa sin aguja, como si fuera una Inyección.

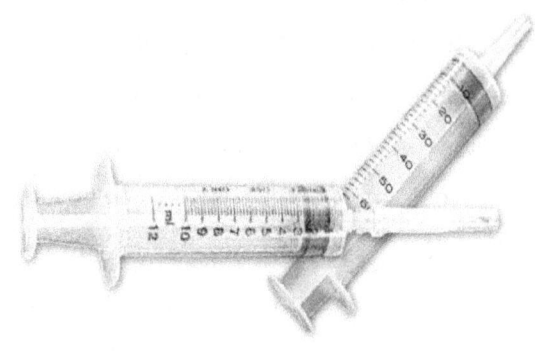

Estas Jeringas de tamaños grandes son muy útiles para alimentar a los pacientes con Alzheimer cuando se niegan a comer comidas sólidas.

El enfermo con Alzheimer o demencia puede volverse agresivo con las personas más cercanas sin motivo aparente. Este comportamiento puede desencadenarse por:

1) Sentimientos de frustración o inutilidad al no poder realizar las actividades más básicas.

2) Dolor oculto.

3) Cambios en la rutina cotidiana, creando un trastorno en su mente

4) Efectos de alguna medicación.

5) Enfermedades que pueden ser los procesos infecciosos.

6) Nunca bajo ninguna circunstancia gritarles o regañarles.

7) Dirigir la atención del enfermo hacia otras cosas.

8) Hablarle de cualquier asunto de forma tranquila con el fin de distraerle.

9) Prevenir las situaciones que desencadenan el problema que el paciente está mirando en ese momento.

10) Explicarles las actividades que se van a hacer y darles tiempo suficiente.

11) Consultar con el médico para revisar los medicamentos.

12) No pierda la calma en ningún momento, ni utilice la medicación como primera medida.

13) Acérquese al paciente con calma y háblele en tono pausado

14) Presione la parte del cuerpo donde se manifiesta la agitación

15) Intente distraerle, no le regañe, y algunas veces sólo funciona el que usted lo ignore.

16) Si el gesto que se repite es con las manos, aprovéchelo para doblar ropa,

contar pinzas, utilizar un simple monedero.

17) Procure no dejarle sólo, se debe supervisar a distancia.

18) Es recomendable utilizar música suave que relaje la situación ambiental

Cuando una persona de edad avanzada tiene comienzo de Alzheimer permanece andando durante mucho tiempo, sin rumbo fijo y sin motivo aparente. Resulta casi imposible que se siente, pues volverán a levantarse, yendo de un lado para otro, este tipo de conducta puede ser un problema cuando se produce en lugares inadecuados o existe un riesgo de caída o de fuga.

Los síntomas frecuente los que puede identificar para tomar acción en este tipo de enfermedad son:

1) Si nota en el paciente la necesidad de realizar una actividad física.

2) En su rostro hay una constante expresión de sensación de malestar, dolor, hambre, sed, necesidad de acudir al baño.

3) El enfermo no recuerda donde se encuentra

4) Se siente confuso

5) Está en la búsqueda interminable de algo.

Si detectamos estos síntomas en un familiar cercano podemos comenzar a prevenir una situación lamentable tomando estas medidas:

A) Facilitarles un ejercicio físico regular controlado.

B) Puede acompañar a su familiar a dar paseos al aire libre

C) Mantener una rutina diaria, es primordial que realicen todos los días las mismas actividades, a la misma hora y en los mismos lugares. Esto les proporcionará seguridad.

D) Acondicionar el entorno sin barreras arquitectónicas creando un entorno seguro.

E) Utilice señales de orientación con letras o dibujos en las diferentes habitaciones de la casa.

F) Proteger el hogar con cerraduras y sistemas de seguridad.

Alucinaciones en Pacientes con Alzheimer.

Es común que la persona con la Enfermedad de Alzheimer experimente delirio y alucinaciones. Por ejemplo, el paciente puede pensar que está bajo amenaza por parte del cuidador. Para la persona con la enfermedad de Alzheimer esta falsa idea es muy real, causa temor y puede derivar en comportamientos angustiantes. Una alucinación puede ser que el paciente vea y oiga cosas que no existen, personas al pie de la cama o gente hablando en la habitación. Esta deben ser algunas medidas que pueden ayudar en el manejo con el paciente:

1)   No discuta con el paciente sobre la veracidad de lo que ha visto u oído.

2)   Cuando el paciente está asustado trate de calmarlo tomándolo de la mano y hablándole suavemente.

3)   Distraiga a la persona mostrándole algo real en la habitación.

4)   Consulte al médico sobre la medicación que esté tomando, eso puede contribuir para solucionar el problema.

Los enfermos con Alzheimer, crean alucinaciones, ven, oyen y sienten cosas que no existen, y con frecuencia estas son de tipo visual, cuando sucede estos síntomas no se sorprenda, actué correctamente porque puede están ocurriendo algunas cosas como las que describo a continuación:

1) Trastornos sensoriales.

2) Efectos secundarios de una medicación.

3) Poca iluminación, cosa que lo puede confundir

4) Nunca negarle la alucinación, para él es real.

5) Tranquilícele, hablándole en un tono suave, diciéndole en todo momento quienes somos, para que él paciente se sienta confiado y seguro.

6) Intente distraerle mostrándole algo que le guste.

7) Si la alucinación no le causa angustia, ni entraña peligro, puede no ser necesario intervenir.

8) Consulte a su médico, pues será necesario revisar la medicación.

Tratamientos para la enfermedad.

*El diagnóstico es la primera etapa
para planear el futuro.*

Por el momento no hay ningún tratamiento curativo para la Enfermedad de Alzheimer, sin embargo, hay muchas cosas que se pueden hacer en beneficio de la persona con Alzheimer además de aliviar la carga que ésta significa para el cuidador.

Existen en el mercado medicamentos que pueden reducir los síntomas de la Enfermedad de Alzheimer. Los cuidadores deben tener mucha cautela sobre las declaraciones de los laboratorios y pedir asesoría independiente de un médico o de un experto en el tema. Debido a que la Enfermedad de Alzheimer produce grandes cambios de personalidad, la mayoría de las veces los familiares del enfermo tienden a sentirse avergonzados al admitir que su familiar sufre la enfermedad, algunos otros piensan que es una consecuencia natural de la edad, por esto es muy importante que se entienda que la enfermedad de Alzheimer no es un sinónimo de locura, ni un problema psicológico asociado a la vejez.

Todo diagnóstico debe realizarse por un médico especialista: Geriatra, Neurólogo, Psiquiatra o médico internista o general capacitado y se recomienda efectuarse cuando la persona presente síntomas.

El diagnóstico temprano ayuda al cuidador no solamente a estar informado sobre la enfermedad, sino también a saber cuáles serían las expectativas.

La evaluación médica debe consistir en lo siguiente:

A)   Historia detallada por medio de un familiar

B)   Persona cercana junto con un examen del estado físico y mental del paciente.

C)   Exámenes de laboratorio e imagen

D)   Pruebas neuropsicológicas.

E)   Es importante excluir otras condiciones o enfermedades que causan pérdida de memoria

F)   Infecciones

G)   Disfunción de la tiroides.

"

¿Qué es el sueño?,
sino la imagen fría de la muerte.

El Sueño en un paciente con Alzheimer

Conseguir que la persona con Alzheimer o demencia vaya a la cama y encima duerma y no se mueva o permanezca inquieta, es tarea muy difícil, su revuelo mental lo mantiene en constante actividad imaginaria. Presentará síntomas de lo que se conoce como "Inversión de la pauta del sueño". Mi paciente está despierta la mayor parte de la noche y duerme durante el día. Esta alteración de conducta es una de las que más repercusión tiene en los cuidadores. Lo principal que debes hacer.

1) Haga que siempre se vaya a la cama a la misma hora.

2) Manténgalo medicado, en esta parte del tratamiento es de suma importancia que tenga algunas pastillas que ayude en esta etapa.

3) Mantenga una actitud calmada, no se intranquilice con su familiar.

4) Trate por todos los medios que la cena sea ligera y evite exceso de líquidos antes de ir a la cama, esto podría aumentar su excitación.

5) El dormitorio debe ser silencioso y con luces un poco bajas o casi apagadas

Recuerde el paciente necesita dormir para reponer fuerzas tras la actividad física y mental que realiza durante el día, sea grande o pequeña. Esta parte o función del cuidador tiene que realizarse sin importar cuales sean los inconvenientes que tenga que saltar.

Comunicación con un paciente de Alzheimer

No llorar, no indignarse, solo comprender.

La comunicación del enfermo de Alzheimer va deteriorándose a medida que avanza la enfermedad. El lenguaje espontáneo disminuye y las conversaciones cada vez se hacen más cortas, afectándose tanto la producción como la comprensión del lenguaje verbal. Sin darse cuenta llegará el día en que no comprenda lo que le decimos y sea necesario recurrir a la comunicación no verbal, en estos casos recomendamos lo siguiente:

A) Háblele con gestos

B) Por imitación

C) Acariciándole

D) A través de una sonrisa

E) Cuando se quita el pampers o la ropa

En nuestro caso cuando mi paciente quería orinar o evacuar se quitaba los pantalones y luego el pampers, estos gestos me alertaban de que la llevara al baño lo más rápido posible porque era hora de hacer sus necesidades, cosa que fue mermando mientras la enfermedad progresaba pues llega un momento que olvidan estos síntomas haciendo sus necesidades dentro del pampers.

El trabajo del cuidador con este tipo de paciente es muy completo, hay tantas cosas que aprender por lo que sugerimos estos puntos como ayuda en su arduo trabajo:

1) Capte la atención del paciente antes de comenzar la conversación y mírele siempre a los ojos cuando le hable o le escuche.

2) Teniendo en cuento que algunos paciente, tienden a inclinar la cabeza hasta que la apoyan en la parte superior del pecho, si esto sucede trate de levantarle agarrándole la parte inferior de la cara

3) Llámele siempre por su nombre, así mantendremos su orientación personal.

4) Utilice un lenguaje sencillo con frases cortas y sencillas. Hablándole lentamente y con claridad, siempre con una cara plegando una sonrisa permanente.

5) Utilice siempre mensajes en positivos.

6) Es mejor indicarle lo que debe hacer, más que lo que no debe hacer

7) Es preferible decirle "quédate en la silla" a "no te muevas de la silla".

8) Cuando le damos a elegir algo, no ofrecerle más de dos alternativas para no confundirle. Ejemplos. Quieres, ¿carne? o ¿pescado?

9) Dele tiempo para que responda, la velocidad de comprensión está lenta y tardará más tiempo en elaborar una respuesta, recuerde que es un enfermo el que está analizando lo que responderás

10) Cuando le damos o pedimos, hacer una tarea, es conveniente descomponerla en pequeños pasos y no seguir hasta no cumplir los pasos previos.

11) Tenga paciencia,   cuando el paciente haga la misma tarea, una y otra vez, contéstele brevemente y nunca malhumorado.

12) Trátele con respeto y no hable con otra persona como si él no estuviera.

13) Cuando estés junto al paciente, no pierda la oportunidad de darle tiempo de calidad con gestos cordiales, sonrisas, abrazos, esta actitud le infundirán confianza y facilitará la tarea de la comunicación.

14) Este punto es muy importante que usted comprenda: La memoria emocional se mantiene

hasta el final de la enfermedad, el enfermo con Alzheimer es capaz de percibir la comunicación afectiva, las caricias, la sonrisa y los abrazos.

Mírelo a los ojos y ponga su mejor sonrisa, sin importar lo que haya pasado. Ríase con la persona con enfermedad de Alzheimer y no de ella. El buen humor puede aliviar el estrés

Mantenga la comunicación con gestos y acciones. A medida que la enfermedad progresa, la comunicación entre usted y la persona enferma puede ser más difícil.

Puede ser útil que usted desarrolle algunos de estos pasos, los que recomendamos para un mejor cuidado del paciente con Alzheimer.

1) Asegúrese de que la persona o el paciente ve y oye bien, los lentes pueden no ser adecuados o el audífono puede no funcionar bien.

2) Preste atención al lenguaje corporal del enfermo. Las personas que tienen el habla deteriorada se comunican a través de formas no verbales.

3) Esté consciente de su propio lenguaje corporal.

4) Averigüe qué combinación de palabras, señales y gestos motivantes se necesitan para comunicarse efectivamente con el paciente.

5) Asegúrese de tener la atención del paciente antes de hablarle.

Para la comunicación es también recomendable:

A) Hablar en sitios donde no haya demasiadas distracciones, ni ruido de fondo.

B) Ponerse siempre delante del enfermo, presentarse y mirarle a los ojos.

C) Utilizar frases concretas y cortas.

D) Usar un vocabulario sencillo.

Para que el paciente lo entiendas es de mucha importancia que tome en cuenta estos factores:

1)   Dejarle tiempo suficiente para pensar.

2)   Intentar enseñarle visualmente lo que se le quiere decir.

Para que usted le entienda debemos tener en cuenta estos puntos de vital importancia:

A) Concentrarse en una palabra o frase y repetirla para que aclare lo que no se entiende.

B) Poner atención al tono emocional con que habla.

C) Mantener la calma y ser pacientes.

Hay cosas que jamás debe hacer cuando es cuidador de un paciente con Alzheimer, que podemos resumir en estos pasos:

1) Discutir

2) Dar órdenes.

3) Decirle qué es lo que no puede hacer.

4) Hacer preguntas directas que necesiten buen razonamiento para responderlas.

5) Empujarlo

6) Poner música alta

Lo que usted y otros digan o hagan lo puede alterar. Evite discutir la condición de la persona delante de ella, independientemente del grado de avance de la enfermedad.

"

"Amor es encontrar en la felicidad de otros la propia felicidad."

Leibniz

El cuidador de un paciente con Alzheimer

A pesar de las dificultades iniciales que supone hacer frente a los comportamientos del enfermo, la experiencia de muchos cuidadores demuestra que si se intenta diseñar una estrategia determinada ante estos problemas, en general se consigue ganar control sobre muchas situaciones difíciles. Es necesario organizar el espacio del enfermo para disminuir los riesgos de accidentes, facilitar el desarrollo de su vida diaria, ya que la rutina debe ser la base de sus actividades y facilitar la tarea del cuidador. Esto se debe hacer de forma gradual, evitando las transformaciones bruscas que puedan acrecentar el sentimiento de inseguridad de la persona enferma.

Hay que tener en cuenta que las indicaciones se ofrecen siempre como orientación y en definitiva, es el cuidador quien, conociendo a su paciente, las debe considerar y adaptar según el nivel de autonomía y las respuestas de éste. Todas las pautas generales de comportamiento indicadas con objeto de mejorar la convivencia siempre han de estar en función del déficit cognitivos que presente la persona enferma de Alzheimer.

Sus derechos:

A) Tiene derecho a tener un tiempo libre real.

B) Puede ser poco, pero es suyo.

C) Tiene derecho a mantener un mínimo de contacto social con sus amigos y otros familiares.

D) Tiene derecho a cometer errores, cansarse de cuidar y desear no seguir haciéndolo.

E) Tiene derecho a expresar sus sentimientos

F) Tienes derecho de buscar a alguien que le apoye.

G) Tiene derecho a enfadarse y tener sentimientos negativos.

H) Tiene el deber de programar su futuro con él y sin él.

Tenemos que entender que cuidar a una persona con demencia o Alzheimer supone más que cuidarla físicamente, se añade comprenderla, decidir por ella, interpretar sus cambios de carácter, y evitarle riesgos, todo esto hace que el cuidado no sea una tarea fácil para el cuidador.

No todos los cuidadores afrontan este reto de la misma manera, ni todos hacen el mismo esfuerzo, pero es cierto que con el tiempo se produce en mayor o menor medida un desgaste físico y emocional que repercute en el estado de salud del cuidador, causándole serios daños que pueden afectar su salud para el resto de su vida.

En general las personas que ejercen de cuidadores no vigilan su salud, pues la tarea es considerable, y así ante pequeñas señales de alarma, dolor, tristeza, insomnio, inquietud, cansancio, continúan cuidando al paciente sin prestar atención.

Estas pequeñas dolencias y padecimientos son el comienzo de un estado de su salud que si no le pones suficiente atención pueden ocurrir males peores en el futuro inmediato.

Hay que reconocer esta alarma del cuerpo, son síntomas que nos indican lo vulnerables que es un cuidador. Si no se le da la debida importancia para no aumentar el sufrimiento de usted y el de su paciente tendremos daños irreparables en corto tiempo.

Tiene que comprender que su ser querido si pudiese no le pediría tanto sacrificio por cuidarlo. Si se cuida en los aspectos físicos, emocionales y sociales, cuidará mejor a su familiar dándole mejor tiempo y calidad de vida. Para que su familiar enfermo, note su confianza y responda a su necesidad, precisa de una persona con energía y salud, una persona cuidada con energía suficiente que puedan derrotar los agónicos y monstruosos trabajos que tendrá cuidando al paciente diagnosticado con la enfermedad de Alzheimer.

Estos puntos que desarrollare serán de utilidad para que su trabajo se les haga más llevadero con su paciente o familiar, por favor léalo cuidadosamente:

1)   Usted tiene que entender que ambos son igual de importantes en los cuidados.

2)   Nunca olvidarse que cuida a un ser querido enfermo.

3)   La enfermedad que padece su familiar va a precisar de usted cada día un poquito más y para ello debe de programarse cuidando su salud que será la que soporte las fuertes emociones del futuro inmediato

4)   Tienes que medir hasta dónde puede llegar, y a partir de qué momento tiene que pedir ayuda.

5)   No quiera ser héroe, debes ser realista, a todos nos llega, habrán cosas que tendrá que delegar por el bien suyo y del paciente, no se deje engañar por las emociones.

6)   No culparse, los sentimientos negativos existen y deben de aflorar, déjelo salir, no lo esconda, perjudicaría seriamente su salud emocional.

7)   Tienes que entender que la falta de cuidados para usted puede ser letal, para ambos al final de la jornada.

8)   Para que los dos estén bien cuidado, se necesita que usted esté atento a cualquier cambio de su comportamiento.

Es responsabilidad de usted como cuidador mantener un buen estado de salud, tanto físico como emocional, y para ello debe buscar tiempo para acudir al médico, tiempo para disfrutar de ratos con su familia, sus amigos, seguir manteniendo algún hobby, buscar soluciones que le permiten sobrevivir esta dura prueba de trabajo emocional.

Debe ser consciente de la necesidad de poner límite al papel de cuidador a favor de su autocuidado. Desarrollar una actitud favorable y activa en la búsqueda de soluciones, es una forma positiva de introducir cambios en la tarea que ha asumido y, sobre todo, hacerla compatible con su proyecto de vida. Estos pueden ser algunos consejos de importancia para el cuidador:

A)   Programe su vida.

B)   Aprenda a delegar.

C)   Deje espacios de ocio y libertad.

D)   Su tiempo es su salud.

E)   Acepte sus limitaciones, no todo puede solucionarlo usted.

F)   Debe buscar cosas o hechos positivos que sopesen su carga.

Comenzará a sentir en ocasiones la sensación de que nadie le agradece el esfuerzo que está haciendo sintiéndose ignorado/a, esto puede ser el inicio de una "sobrecarga de trabajo". Estos cambios pueden ocasionar la pérdida de su estado de salud con:

1) Depresión

2) Dolor muscular crónico

3) Falta de vitalidad

4) Aislamiento.

5) Problemas para dormir.

6) Cansancio nocturno.

7) Pérdida de contacto social.

8) Empezara a consumir alcohol y sedantes.

9) Tendrás cambios en los hábitos alimentarios.

10) Dificultades para concentrarse.

11) Dejará de tener interés en actividades que antes le producían placer.

12) Comenzará a realizar actos rutinarios y repetitivos como limpiar la casa continuamente.

13) Se enfadara fácilmente.

14) Desarrollará un trato desconsiderado con el resto de sus familiares y amigos.

Cuando todos estos síntomas comienzan a aparecer es de vital importancia que haga estos pasos:

A)   Pida ayuda de sus familiares.

B)   Encuentre ayuda de profesionales.

C)   Solicite ayuda de amigos y voluntarios.

D)   Busque ayuda de instituciones.

E)   Si se siente triste, realice actividades gratificantes

F)   Busque quien le escuche.

G)   Si se siente enfadado, tiene derecho, medite, él paciente no puede interpretar las razones de su enfado.

"

"Un perro cuando está bien enseñado es digno hasta del afecto de un sabio."
Goethe

El perro ayuda al paciente de Alzheimer

En mi casa tengo un perro labrador "Spike" todos las mañanas de lunes a viernes el animal se para en sus dos patas traseras y con las patas delanteras abre la puerta que conecta con mi habitación, lo curioso del caso es como el perro sabe cuándo es sábado o domingo días que no hace tal proeza. Después que tomo la taza de café junto al perro donde le doy pan untado de mermelada con algunas galletitas, este se marcha de mi lado para colocarse frente a la cama de mi paciente con Alzheimer.

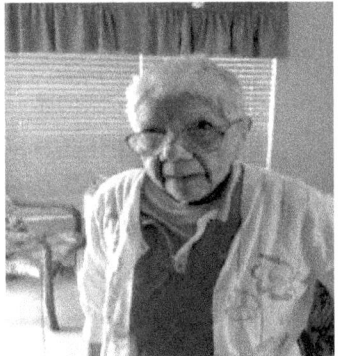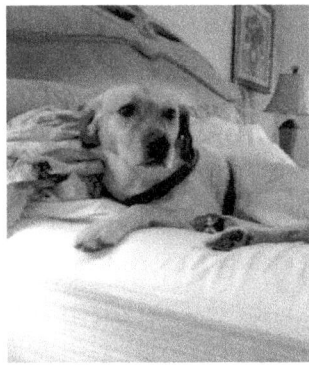

Gloria Bueno, mi paciente y nuestro perro Spike
Al que nunca llamo por su nombre.

Mis mañanas son muy activas, me dedico a leer el periódico y en ocasiones chequeo la computadora, revisando e-mail y otros escritos ya que esta hora es muy productiva para algunos escritores como yo. Tengo total confianza de que mi perro me avisara si mi paciente despierta, trata de salir de la cama o se siente inquieto. El perro ladra o viene donde estoy meneando su cola indicador de que hay actividad con mi paciente que por lo regular duerme las primeras horas de la mañana.

Cuando mi anciana comenzó con los síntomas de la terrible enfermedad de Alzheimer encontré un perrito en la calle el que lleve a la casa, el paciente "Gloria" le daba fuerte golpe con todo lo que encontraba, el animal salía corriendo cuando la veía acercarse, salía en defensa de mi perro como una fiera, desconociendo que estaba tratando con un paciente de Alzheimer. El perro se aburrió y un día abrí la puerta del frente de la casa y se marchó, jamás volvió, lo busque por todo el vecindario sin encontrarlo, los golpes que le proporciono mi paciente con Alzheimer lo llevaron a tomar la decisión de marcharse, eso siempre e creído

Siempre me han gustados los perros por lo que en un viaje que di a Colombia una criadora de perros en Bogotá, la capital colombiana me regalo un labrador de tres meses, le saque la documentación requerida y traje el animal a la casa, inmediatamente el paciente vio el nuevo inquilino de la residencia dijo alarmada:

¿Quién pinto el perro?

Me quede sorprendido con la actitud de mi paciente, por lo que conteste:

-Este es otro perro

-No, alguien lo pinto

No podía ponerme a discutir con el paciente, me retire del lugar para escuchar inmediatamente a Gloria decir:

-Blake, ven te daré algo de comer.

Me devolví para aclararle al paciente cual era el nombre del perro

-El perro se llama "Spike"

-Estoy de acuerdo

Mi paciente por 5 años llamo el perro: Blake, no entendía porque seguía llamando al perro con otro nombre si le repetía que ese no era el nombre del animal. Comencé a indagar el porqué. Descubrí que un amigo de mi hijo tenía ese nombre. Este niño pasaba largas horas en mi casa, jugando con mi hijo de quien mi paciente siempre vivía pendiente, cuidando de que no le pasara algún accidente. Estas son las cosas que quedan grabadas en la mente de un paciente de esta naturaleza, lo único que nunca ha olvidado es el nombre de mi hijo a quien cuido desde que tenía unos meses de nacido.

Las ventajas de tener el perro junto al paciente tienen que ver con que el enfermo de Alzheimer se siente aislado, no está integrado ni con su familia, ni con el resto de enfermos. El can consigue sacarle de ese encierro, les atrae recuerdos, ya sean buenos o malos.

Les despierta alegría y diferentes sensaciones. En cuanto el paciente ve el animal se pone nervioso, quiere hacer cosas lo que le despierta cierta disponibilidad de querer trabajar, con el animal cerca el paciente se siente más confiado.

El contacto regular del enfermo con el perro ayuda a reducir la ansiedad producida por la sensación de soledad o la desubicación, al tiempo que aumenta la serenidad y la armonía. Algunos pacientes pasan gran cantidad de tiempo acariciando al animal o simplemente con él en brazos, parece que la presencia del animal hace disminuir el impacto de los hechos estresantes de la vida diaria en su mundo. Se ha demostrado que los poseedores de estos animales experimentan mayor felicidad y menor soledad que otros que no poseen animales, los animales pueden facilitar el congeniar con otras personas al facilitar un tema de conversación, también puede reducir la ansiedad en una aguda situación estresante.

En nuestro caso nos hemos dado cuenta que el paciente de Alzheimer abandona su estado de aislamiento y soledad cuando el animal entra en su ambiente. Nuestros consejos cuando trae un perro para que comparta tus momentos como cuidador de un paciente con Alzheimer son de mucha importancia:

1)   Traiga siempre el mismo animal.

2)   Se busca que el canino sea tranquilo, ya que la rapidez de reacción de los pacientes puede asustar al perro.

3)   Los perros grandes hay que enseñarlos a apoyar la cabeza sobre las piernas del paciente

4)   Los perros pequeños aprenden a subir y a permanecer echados sobre el enfermo y, sobre todo, aprenden a dejarse manipular

5)   Recuerde son animales, tienes que tener más cuidado del acostumbrado cuando el perro esta junto al paciente.

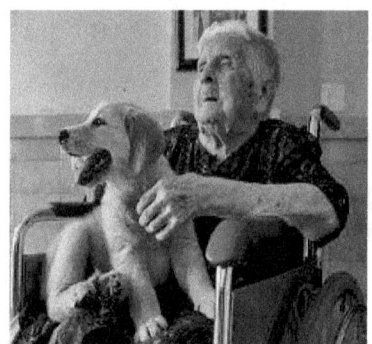 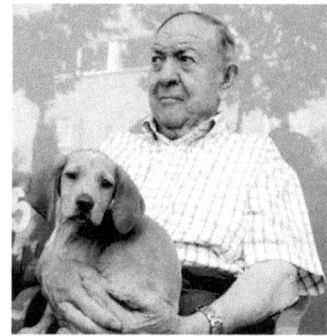

Fotos de la Asociación para las familias con Alzheimer. Es de suma importancia tener un perro cuando se tiene una paciente en casa que sufre de la enfermedad de Alzheimer. Los resultados son asombrosos y gratificantes.

"

"El hombre ha sido hecho no para ver la luz, sino para ver solamente las cosas que la luz ilumina."
Goethe

Momentos de lucidez en el Alzheimer

Con los pacientes de Alzheimer no hay nada establecido, en todos los períodos pueden aparecer momentos de lucidez que lo dejara sorprendido con la claridad que ordenan sus pensamientos cuando hablan. La etapa inicial es muy gradual y puede ser difícil de detectar, incluso por los profesionales en medicina, podemos sugerir estos puntos de apoyo en esta parte:

A)   Cuando se tiene pérdida de memoria significativa

B)   Perderse en lugares conocidos.

Con mi paciente después de 14 años con la enfermedad, un día cuando la Doctora estaba chequeándola, tomándole la presión mi paciente comenzó hablando de mi comportamiento:

-Quiero decirle que él me trata muy bien

La Doctora se quedó sorprendida sin saber que decir, no sabía por dónde continuar, me miro para luego seguir indagando sobre el progreso del paciente.

-¿Qué quiere decir con eso?

-Es que él es mi papa y me trata bien

-Eso pasa todos los días o es algunas veces

La Doctora le dio a escoger dos posiciones para no abrumarla mucho

-Todos los días, me trata bien y me da café con pan

-¿Él es tu papa?

-Creo que no

El paciente estuvo razonando por corto tiempo, sabía que yo la trataba con mucho cariño y quería expresarlo pero su mente dentro de aquella nube difícil de ordenar, no podía seguir coordinando sus pensamientos.

Otro de los momentos que nos han dejado un poco confundido sobre el accionar de esta terrible enfermedad llamada Alzheimer fue un viernes como a las 7 de la tarde cuando nos preparábamos para darle sus medicamentos con una compota de frutas. Nuestro paciente sin preguntarle dijo:

-Mañana es sábado, llego el fin de semana.

Son situaciones que solamente podremos aclarar cuando en el futuro se encuentre porque la mente tiene esos momentos de lucidez cuando se cree que el paciente jamás volverá a analizar o pensar como uno de nosotros. Este tipo de paciente es un estuche de sorpresa porque nunca podrás determinar cuándo está acabado porque hay momentos que lo ve morir pero su cuerpo reacciona volviéndolo al mundo donde estaba ausente.

"

"La amistad hace de dos almas un alma"
Fray Luis de Granada

El Apego a un Paciente con Alzheimer

La persona con demencia puede ser muy dependiente y seguirlo a todos lados. Esto puede ser frustrante, difícil de manejar y quitarle su privacidad. Actúa de esta manera porque se siente insegura y teme que cuando usted se vaya no regrese.

Esto lo puedes hacer todavía cuando camina, ya que es conocido por todos que estos paciente atacado por la enfermedad de Alzheimer suelen perder su estabilidad después de 5 años con la enfermedad, esta parte del proceso degenerativo no quiere decir que deje de aparecer ante o después, tenemos que tener muy presente que aquí no hay nada establecido ni definido, una de las cosas que jamás pueda imaginarse, puede suceder.

Estas son las razones por la que el cuidador debe de estar siempre atento a cualquier movimiento o cambio que se produzcan en su paciente.

Si el paciente deja de seguirlo porque se le imposibilita ya que no puede caminar o perdió su balance cuando desarrolla este tipo de dependencia si esta postrado en la cama comienza a llamarlo insistente mente para decirle cualquier cosa que en ese momento no tiene importancia, él lo que quiere es que su cuidador no se aparte de la cama o de su lado.

En esta parte no hay mucho que hacer, podemos sugerirle que contrate un cuidador auxiliar para que le dé esa oportunidad que usted necesita para hacer sus necesidades.

Sugerencias:

1)   Procure que se entretenga con algo mientras usted sale.

2)   Puede requerir los servicios de un cuidador para poder tener algo de libertad.

"

"El respeto al derecho ajeno es la paz."
Benito Juárez

La Pérdida de Objetos y Acusación de Robo

La persona con la Enfermedad de Alzheimer puede olvidar dónde se pusieron los objetos. En algunos casos puede acusarle a usted y a otras personas de sustraer los objetos perdidos. Estos comportamientos son causados por inseguridad combinada con la pérdida de control y de la memoria. En estas situaciones podemos recomendar los siguientes pasos:

1)   Averigüe si el paciente tiene un escondite favorito.

2)   Tenga repuestos de las cosas importantes, llaves, control del televisor y otros.

3)   Revise los botes de basura antes de vaciarlos, en ocasiones el paciente vota utensilios importantes.

4)   Conteste las acusaciones suavemente, no a la defensiva.

5)   Dele la razón al paciente de que el objeto está perdido y ayude a buscarlo.

Cuando se presentan estos tipos de actuaciones el paciente en la mayoría de los casos se violenta, porque reconoce que una acusación de robo es algo serio y quiere hacer el esfuerzo de darle el puesto que se merece sin que lo culpen de lo sucedido.

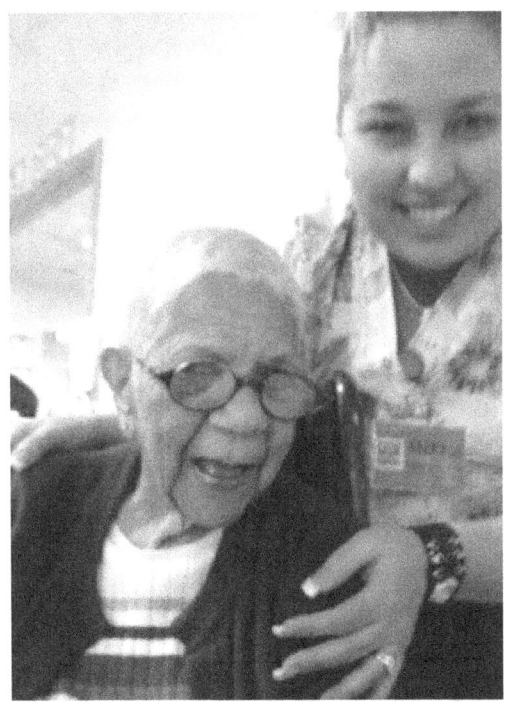

Gloria y una de sus cuidadoras

"

"No hay mayor dolor que recordar el tiempo feliz en la miseria."

Dante

Las Relaciones Sexuales y el Alzheimer

La Enfermedad de Alzheimer generalmente no afecta las relaciones sexuales, pero la actitud de la persona puede alterarse. Abrazarla cariñosamente puede ser mutuamente satisfactorio y le dará la pauta para saber si el paciente quiere o no intimar más allá de sus propósitos, que son solo agradar al trastornado o enfermo.

Es de importancia ser paciente, la persona puede no responder como antes o aparentar falta de interés. Para algunas parejas, la intimidad sexual sigue siendo una parte satisfactoria de su relación, o pasar lo contrario. El paciente puede demandar sexo excesivamente o comportarse de tal manera que usted se sienta incómodo. Si su pareja no se sienta culpable si desea o necesita dormir en forma separada seria de mucha ayuda para resolver algunos inconvenientes que trae el paciente con su enfermedad. Para estas situaciones podemos recomendar:

A)   Pida ayuda a otros cuidadores u otros profesionales de su confianza.

B) En algunos países hay personas especializadas en estas áreas, como psicólogos, trabajadores sociales o consejeros, quienes pueden guiar e informar mejor sobre este tópico.

C) No tema discutir éstos y otros temas relacionados con un profesional que está capacitado para entenderlo y ayudarlo.

La persona con la Enfermedad de Alzheimer puede presentar un comportamiento sexual inadecuado; desnudarse en público, acariciar sus genitales o tocar a otra persona en forma que les causara un tremendo inconveniente; si esto sucede, no se altere. Podemos enfrentar la situación de la siguiente manera:

1) Trate de no reaccionar exageradamente, recuerde que es parte de la enfermedad, explique la situación si es necesario de una forma rápida a los afectados

2) Trate de distraer al paciente con otra actividad.

3) Si el paciente se desnuda, desapruebe amablemente ese comportamiento, iniciando una actividad de distracción.

"

"Las heridas que no se ven son las más profundas"

Shakespeare

La Depresión y la Ansiedad en el Alzheimer

La persona con la enfermedad de Alzheimer puede experimentar depresión, sentirse triste e infeliz, hablar, actuar y pensar lentamente por los ataques que desconocemos en muchos de los casos tratados que ocasiona esta terrible enfermedad.

Esto puede afectar la rutina diaria y el interés en la comida. Cuando se nos presentan estos acontecimientos en el paciente podemos actuar de la siguiente manera:

A)   Lo primero que debe hacerse es consultar a su médico, posiblemente él pueda ayudarle o referirlo a un psicólogo o psiquiatra.

B)   Su médico puede aconsejarle sobre la administración de medicamentos antidepresivos.

C)   Dele más apoyo y cariño al paciente.

D)   No espere que salga de la depresión rápidamente, es una situación o Estado que toma su tiempo.

E)   Medicamentos antidepresivos pueden ayudar en el momento, no se confíe plenamente de que saldrá de la depresión con solo tomar sus medicinas, esto puede ayudar, pero no es lo definitivo.

El Estado depresivos que casi en todos los cuidadores presenta un daño inmediato porque esta enfermedad no es contagiosa pero sus síntomas cuando entra la depresión afectan el ánimo de todos los que rodean al paciente. Para combatir el Estado del paciente debe animarlo con una conversación agradable y fluida tratando de poner fuerte énfasis en el objetivo que quiere explicar.

Podemos enumerar la depresión en un paciente con Alzheimer como uno de los componentes que desarrolla esta enfermedad, que no debemos olvidar que si descuidamos a nuestro familiar o paciente cuando es atacado por estos síntomas, podemos perderlo ante de tiempo.

La depresión es sumamente letal cuando está dentro del círculo familiar donde usted es el cuidador que será afectado en primer orden, haciéndole daño a su paciente y a todo lo que rodea su entorno familiar.

"

"Hogar es donde habita el corazón."

Plinio

Adecuación del Hogar

Podemos resumir esta parte donde tendremos al paciente como su hogar, para facilitarle sus movimientos con mayor facilidad:

1)   El espacio donde vive el paciente debe estar libre de muebles, objetos y adornos que puedan provocar caídas.

2)   Se deben conservar los objetos de uso cotidiano siempre en el mismo sitio, para evitar la confusión del enfermo.

3)   Se pueden utilizar carteles con dibujos sencillos para indicar su habitación, su cama, el cuarto de baño y flechas para señalizar los recorridos.

4)   Es conveniente poner relojes y calendarios en sitios visibles para que se oriente en el tiempo.

5)   Hay que evitar el ruido y la confusión provocadas por mucha gente a su alrededor, un televisor o radio siempre encendidos, volumen alto de cualquier equipo de sonido.

6)   Quitar los adornos y objetos que puedan desorientarlo.

7) Colocar la cama de tal manera que el enfermo pueda subir y bajar sin molestias por los dos lados.

8) Fijar la lámpara del escritorio de manera que pueda encenderla y apagarla sin mucha confusión.

9) Instalar una luz nocturna permanente para evitar caídas si se despierta durante la noche.

10) Rehacer su guardarropa para que sólo tenga las prendas indispensables, fáciles de poner y quitar, con cierres fáciles en lugar de botones y zapatos sin agujetas o cordones.

11) Cubrir o quitar los espejos, pues el enfermo puede asustarse al ver su imagen y no reconocerse.

En algunos capítulos de este Manual podrás notar que repetimos de manera diferente algunas indicaciones, es de interés para todos que las reglas dictadas en el cuidado del paciente estén bien claras para beneficios de todos, es una de las razones porque recalcamos sobre algunos puntos ya expuesto en capítulos anteriores.

"

"El amor sabe vencerlo todo, creerlo todo, esperarlo todo y sufrirlo todo."

Gerson

Importantes anotaciones en el cuidado

Tenemos que comprender que el cuidado y manejo del paciente con Alzheimer tiene muchos puntos y decisiones que tenemos que tomar en cuenta cuando la enfermedad comienza hacer presencia en su familiar. Le daré algunas anotaciones para que su trabajo sea fructífero en las dos direcciones, cuidado y cuidador:

1) La rutina del día a día, da seguridad al paciente con demencia.

2) La paciencia es una cualidad que debe entrenar o desarrollar un cuidador.

3) La comunicación verbal y no verbal es una herramienta que le facilita el trabajo al cuidador de un paciente con Alzheimer

4) Planificar su futuro, el del enfermo y el resto de su familia normaliza sus actividades.

5) El horario constante de comidas, baño, acostarse, levantarse son acciones de importancia para el cuidador y el cuidado

6) Manejar o ponerle ropa fácil de usar, quitar o poner.

7) Hacer comidas variadas, respetando el gusto del paciente.

8) Oír música juntos.

9) Leer un Libro en voz alta, mejor si es conocido.

10) Mirar álbumes.

11) Ver películas antiguas.

12) Comer con familiares comunes que el paciente reconozca

13) Hay que tener mucho cuidado en mantener la independencia del paciente, el mayor tiempo posible

14) Identifique lo que puede hacer él solo o con escasa supervisión y déjele que lo haga.

15) No le exija actividades que no puede realizar, serán motivo de frustración, y tendrá consecuencias en su comportamiento con agresividad.

16) Esto "Las actividades que realiza un paciente" le aporta seguridad al enfermo de Alzheimer y evita que tenga que tomar decisiones por él.

17) Evite confrontaciones.

18) El enojo, los gritos empeoran la situación.

19) No olvide que su familiar, es un enfermo

20) Apóyele si se enfada por algo que cree cierto y modifique su atención poco a poco.

21) No discuta.

22) Bríndele seguridad.

23) Abrácele

24) Cámbiele paulatinamente de sitio.

25) Póngalo a caminar

26) Cambie el patrón de actividades.

27) Procure no dejarle solo en estas situación

28) Debe supervisarle a distancia

29) Aprenda a comunicarse por la mímica y los gestos.

30) Háblele a la cara, utilice la expresión corporal

En determinadas situaciones, con algunas personas o con usted como cuidador, el paciente puede actuar de forma impredecible y brusca, rebelarse y manifestar un miedo intenso.

Ante esta situación él reaccionara con agresividad y defensa mediante gestos, patadas, esto puede suceder en momentos cuando hayan cambios, actividades como el baño o al darle algún alimento y medicamentos, no debe de estar solo, para la seguridad de usted y de su ser querido. Tienes que tener presente que es usted el único capaz de controlar la situación, su familiar no está en capacidad de resolver cualquier evento por sencillo que parezca.

"

"Solo la muerte confiesa cuan débil es el cuerpo del hombre."

Juvenal

Etapa Severa o Final en el Alzheimer

Esta etapa es de total dependencia e incluso inactividad. Los disturbios en la memoria son muy serios y se nota más el deterioro físico. Pueden suceder cosas que lo dejen confundido y apenado por el desenlace que tome la vida del paciente. Les señalaremos algunos puntos de importancia que se presentaran en la etapa final de esta enfermedad:

1) El paciente tendrá dificultad al comer

2) No reconocerá a familiares, amigos y objetos conocidos.

3) Tiene dificultad para entender e interpretar situaciones.

4) Se pierde dentro de su propia casa.

5) Tiene problemas para caminar.

6) Tiene incontinencia urinaria y fecal.

7) Se comporta de forma inapropiada en público.

8) Está en silla de ruedas o postrada en cama en posición fetal o rígida.

9) Sólo emite sonidos que no entenderá ni comprenderás.

Algunos de estos aspectos pueden aparecer en cualquier etapa, por ejemplo, un comportamiento que aparece en la última etapa puede ocurrir en la etapa media. Además los cuidadores deben saber que en todos los períodos pueden aparecer momentos cortos de lucidez, pero estas señales constantes pueden darle un análisis de que el paciente está en su etapa final. Cuando llega ese momento, "El final", es una respuesta natural para alguien que ha experimentado una pérdida, por causa de la enfermedad de Alzheimer.

Puede sentir que ha perdido un compañero, un amigo o uno de los padres y a menudo lamentarse por que la persona ya no es igual, se está yendo o se fue, es injusto cuando usted se ha terminado de adaptar, la persona cambia otra vez, esa es la vida dentro de esta enfermedad.

Puede ser devastador cuando la persona no lo conoce más, pero lo más cruel y fuerte que tendrás que enfrentar es la muerte de su paciente. Muchos cuidadores han encontrado que la integración a grupos de auto ayuda es la mejor manera de continuar con el trabajo emocional que se presenta al final de los días de un paciente con la enfermedad de Alzheimer.

Las marcas o huellas dejada como cuidador o familiar de un paciente de Alzheimer son imborrables y devastadoras debes buscar ayuda profesional y espiritual porque la vida del muerto esta en la memoria del vivo.

"

"No hay que olvidar que es fundamental cuidar al que cuida, es más, esta es una de las labores principales del médico tratante: no centrarse sólo en el paciente, sino también en quienes están apoyándolo".

Archibaldo Donoso "1958-2011"

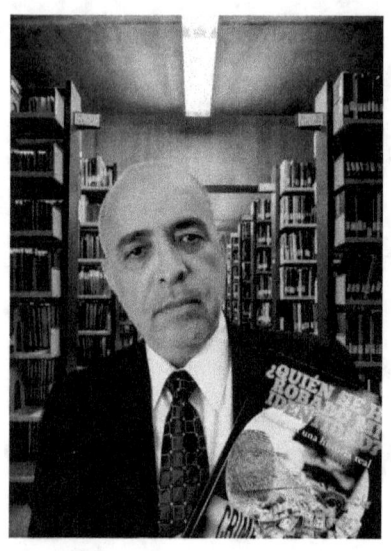

Sobre el Autor

Ángel Martínez

Nació en Santiago, República Dominicana es el menor de dos hijos de padres cristianos. Sus primeros pasos dentro del espionaje los dio siendo un niño cuando tropas americanas, el 24 de Abril del 1965, invadieron su país.

Después de sus estudios primarios ingreso al seminario para estudiar sacerdocio, la mayor parte de su juventud la dedico a evangelizar y educar jóvenes en contra del consumo de drogas, es corresponsal extranjero para algunos periódicos y canales de televisión.

Creador de Imagen, conferencista Internacional, escritor y Detective Privado. Buscando el sueño americano emigró a Estados Unidos, primero trabajó para una firma de abogados, esto último lo acercó a las agencias federales, para las que trabajó bajo supervisión de excelentes agentes americanos.

Se desempeñó en el FBI, Inmigración, Servicio Secreto, DEA, Aduana, Policía de New York y otras instituciones de inteligencia que no mencionaremos.

Ha testificado en cortes Federales y Estatales a favor de los Estados Unidos en contra de organizaciones relacionadas con el tráfico de drogas. En el desempeño de sus labores ha viajado alrededor del mundo en operaciones encubiertas. Sus innumerables Investigaciones contra el narcotráfico lo han calificado como un experto en el tema de esta peligrosa mafia de muerte.

Ha dictado conferencias sobre el narcotráfico en las principales Universidades de Latinoamérica, así como en diversas ferias del Libro, Colegios, Cárceles, Clubes e instituciones privadas. Hoy en día los principales periódicos de Latinoamérica y Estados Unidos han hecho eco de sus declaraciones en grandes titulares de primera página.

Uno de sus Libros "EL NARCOTRÁFICO COMO FORMA DE VIDA" ha causado gran impacto por su contenido sobre las organizaciones criminales.

Todos los beneficios que les generan sus libros y las conferencias las han donado a instituciones que luchan por sacar de esta enfermedad y dar mejor vida a los consumidores de drogas

Ha sido secuestrado en tres ocasiones, saliendo victorioso gracias al trabajo de rescate espectacular de la Fuerza Delta de Contrainteligencia.

Sus mejores años lo ha dedicado a combatir el narcotráfico demostrando que la solución al problema está en el consumo y no en el traficante de drogas.

Libros recientes del autor:

¿Quién se ha robado mi identidad?
Disponible en Amazon

Manual del detective internacional.
Disponible en Amazon

Otros libros del autor

1- La Esposa del Sicario

2– Hasta viejo Consumiendo Cocaína

3– La Doble Cara del Narcotráfico

4– Operación Anzuelo

5– La Historia de Todos

6– El Narcotráfico Como Forma de Vida

7– Espionajes Internacional

8– New York Relato de un Comienzo

www.angelmartinezescritor.com